Foam Roller Home Pilates

폼롤러 홈 필라테스

한 그루의 나무가 모여 푸른 숲을 이루듯이
청림의 책들은 삶을 풍요롭게 합니다.

누워만 있어도 라인이 살아나는 바디 스트레칭
폼롤러 홈 필라테스

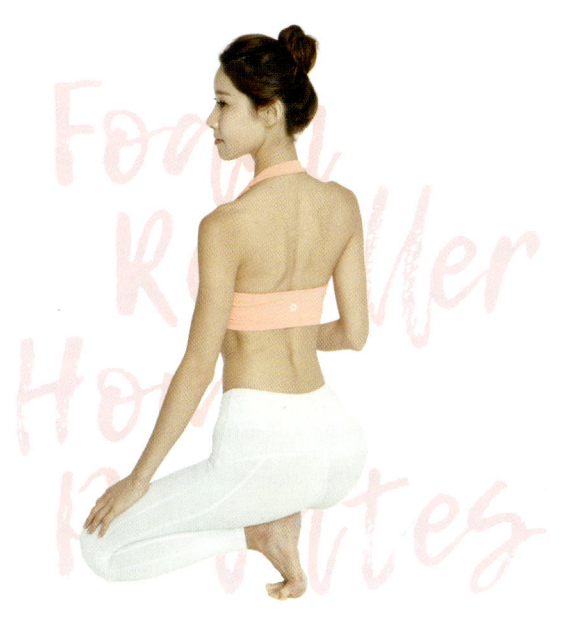

이은형
(이솝필라테스 대표) 지음

청림Life

PROLOGUE

"오늘밤은 이거 하고 자요!"

하루 일과가 끝난 저녁 무렵이 되면, 낮동안 받은 스트레스나 긴장감 등 아마 여러 가지 이유로 피곤할 거예요. 저도 집으로 돌아와 소파에 털썩 앉고 나면 그제야 퉁퉁 부은 다리가 눈에 들어와요. 내 다리임에도 불구하고 어찌나 무거운지….

사실 그때부터 나와의 싸움이 시작됩니다.

'스트레칭을 하고 잘까?'
'그냥 잘까?'

'에라이~ 모르겠다' 눈 딱 감고 그냥 자고 싶지만 저는 그럴 수 없었어요. 과거에 하지정맥 시술도 받았고, 체질상 하체가 많이 붓는 편이라서요. 그래서 어떻게든 풀고 자야 했습니다. 다만 피곤한 상태이니 최대한 간편하고 신속하게 풀어야겠다고 생각했죠.

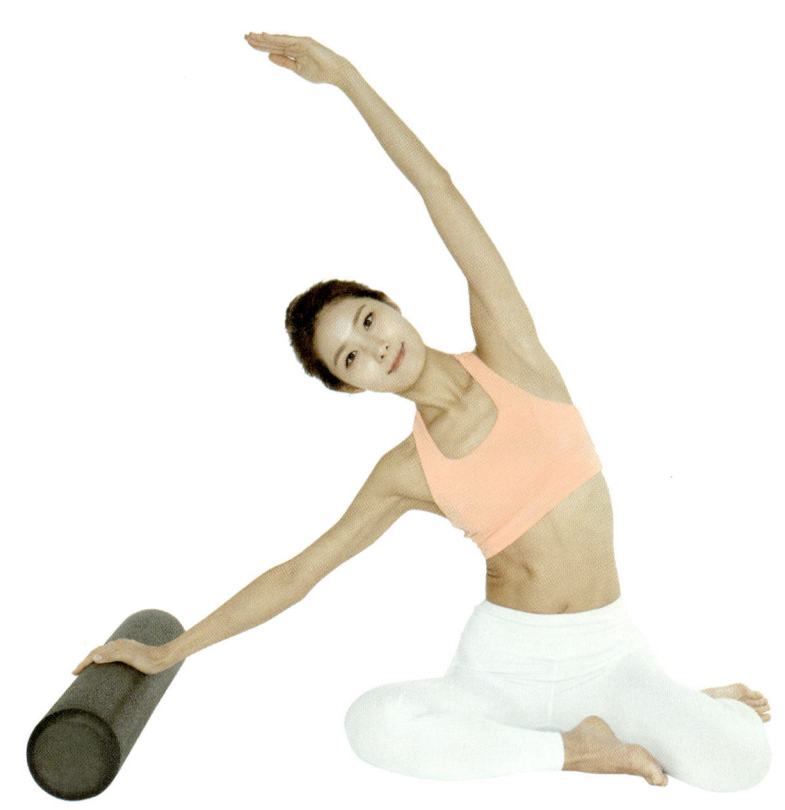

그렇게 저는 폼롤러 운동을 시작했어요.

기존 폼롤러 동작에 필라테스 동작을 입히고, 매일매일 꾸준히 했답니다. 또 단순하기만 했던 동작들을 다양하고 색다르게 만들었어요. 저 역시 피곤해서 바로 누워자고 싶었으니 어떻게 해서든 쉽게 할 수 있는 운동을 계속 연구하게 되었답니다.

그러니 여러분, 오늘밤은 피곤하고 그냥 침대에 자고 싶을지라도, 꼭 이거 하고 자보세요. 하루에 뭉친 근육들을 풀고 온전히 나만의 시간을 가지며 스스로의 몸을 사랑해주세요. 그것마저 귀찮다면 얼굴에 마스크팩 붙이고 폼롤러에 누워만 있으세요. 그것도 충분히 괜찮아요.

그렇게 시작하는 거예요. 운동은.
천천히…
내 생활 속에서 하나씩.

Contents

PROLOGUE
"오늘밤은 이거 하고 자요!" — 004

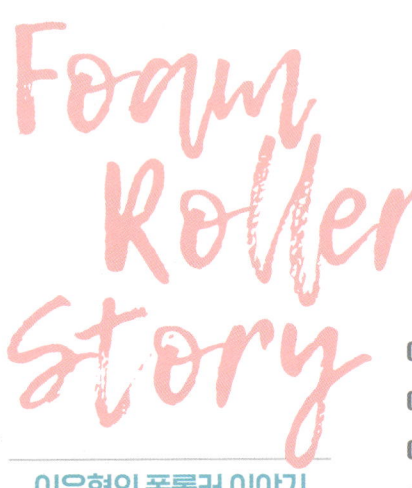

이은형의 폼롤러 이야기

01 폼롤러 운동을 왜 해야 하나요? — 010
02 어떤 폼롤러를 고르면 되나요? — 012
03 폼롤러 운동을 할 때 주의사항은 무엇인가요? — 014
04 폼롤러 운동은 언제 하는 게 좋을까요? — 015
05 필라테스 호흡을 익히세요 — 016
06 페이지 미리보기 — 018

Foam Roller Pilates
이은형의 폼롤러 필라테스

1
시원하게 전신 풀어주기

목 스트레칭 1	— 024
목 스트레칭 2	— 026
어깨관절 풀기	— 028
가슴 스트레칭	— 030
어깨 끌어당기기	— 032
등 마사지 1	— 034
등 마사지 2	— 036
어깨와 가슴 스트레칭	— 038
옆라인 스트레칭	— 040
광배근 마사지	— 042
팔 마사지	— 044
허리 스트레칭	— 046
장요근 스트레칭	— 048
척추 로테이션	— 050
전신 스트레칭	— 052
힙 롤	— 054
롤다운&롤업	— 056
필라테스 넥 풀	— 058

2
늘씬한 하체 만들기

허벅지 옆쪽 스트레칭	— 062
허벅지 앞쪽 스트레칭	— 064
허벅지 뒤쪽 스트레칭	— 066
허벅지 안쪽 스트레칭	— 068
정강이 앞쪽 스트레칭	— 070
종아리 스트레칭 1	— 072
종아리 스트레칭 2	— 074
고관절 스트레칭	— 076
허벅지 앞쪽 늘려주기	— 078
허벅지 뒤쪽 늘려주기	— 080
엉덩이 옆쪽 늘려주기	— 082
씨저	— 084
윈드밀	— 086
허벅지 안쪽 탄력 키우기	— 088
힙업 리프트(초급자)	— 090
힙업 리프트(중급자)	— 092
힙업 리프트(상급자)	— 094
사이드 스쿼트	— 096
발목 스트레칭	— 098

3
탄탄한 복부 만들기

필라테스 복부운동	— 102
테이블탑 복부운동	— 104
싱글레그 스트레치	— 106
더블레그 스트레치	— 108
로워 & 리프트(초급자)	— 110
로워 & 리프트(상급자)	— 112

4
예쁜 상체 만들기

가슴 앞쪽 스트레칭	— 116
가슴 & 어깨 스트레칭	— 118
굽은 어깨 펴기	— 120
스완	— 122
옆구리 스트레칭	— 124

EPILOGUE
"필라테스는 어렵다?" — 126

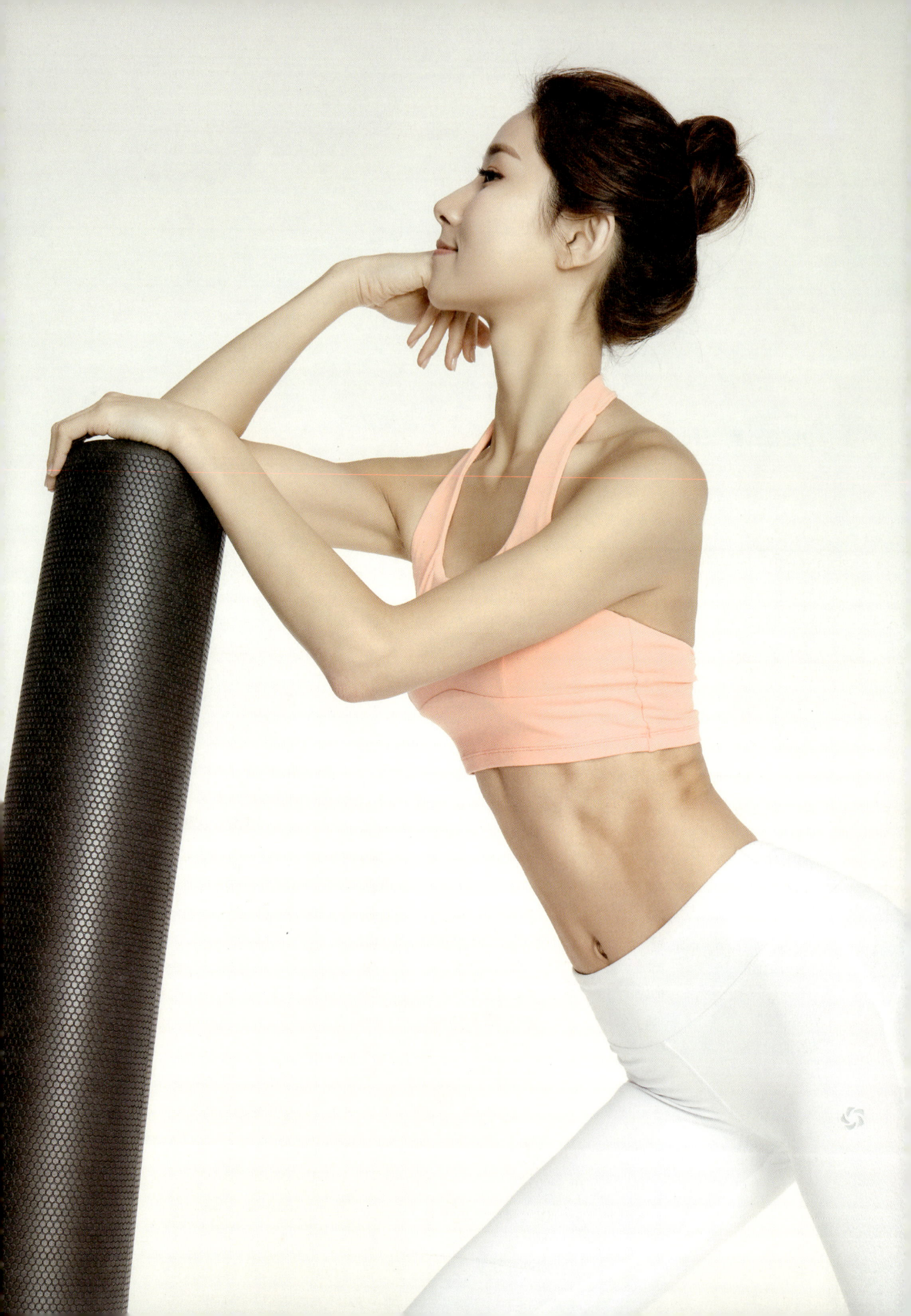

Foam Roller Story

이은형의 폼롤러 이야기

01
폼롤러 운동을 왜 해야 하나요?

길고 둥근 폼롤러! 처음 폼롤러를 본 사람들은 죽부인으로 오해하기도 하고, 마사지 기구라고 생각하기도 합니다. 정확히 말하자면 폼롤러는 우리 몸을 풀어주고 근육 운동하는 데 도움을 주는 아주 훌륭한 운동 소도구랍니다.

우리가 일상생활 속에서 목이나 어깨가 결릴 때, 마사지를 생각하게 되잖아요. 폼롤러는 집에서 쉽게 스스로 마사지를 할 수 있게 해줘요. 특히 근막 마사지를 할 수 있답니다.

'근막'이라고 하면 어렵게 생각을 하는데 쉽게 설명하자면 우리 몸의 근육을 둘러싸고 있는 막이랍니다. 이 근막은 피부와 근육 사이에 있어서 우리 몸의 구조를 지지하고 보호하는 역할을 하는데, 이 근막이 수축되고 짧아지면서 문제가 생기게 되는 거예요.

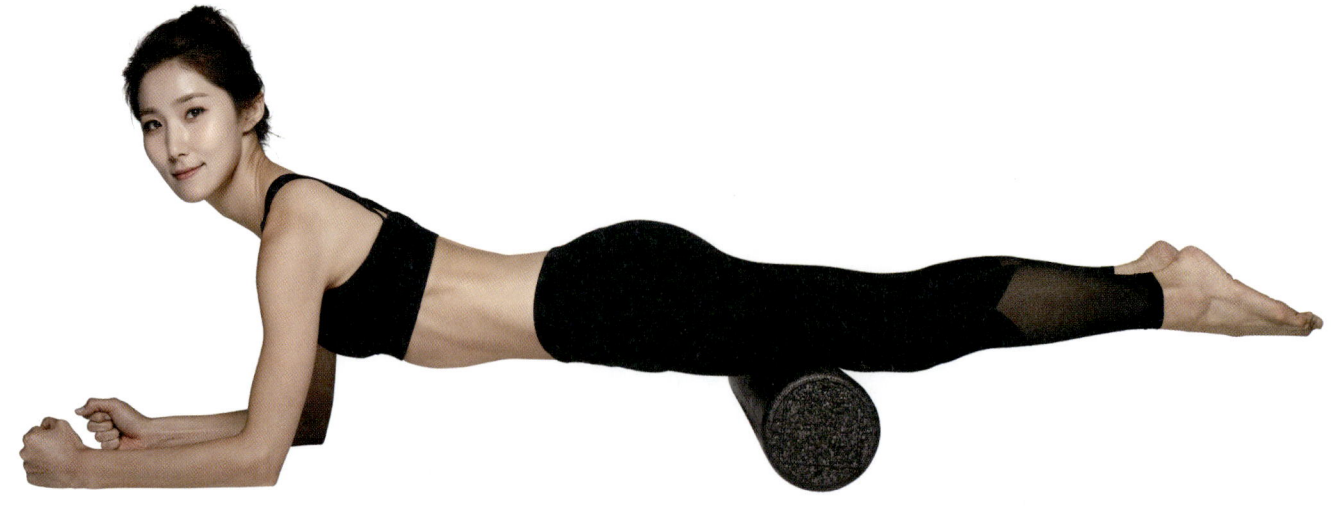

요즘 잦은 스마트폰 이용으로 목, 어깨 통증을 호소하는 분들이 많아요. 평소에 목, 어깨가 뭉쳤다고 느꼈을 때 만져지는 딱딱한 부분이 바로 근막 통증 유발점이에요. 이곳을 누르게 되면 우리는 심한 통증을 느끼고 이 통증 유발점에서 멀리 떨어진 부분까지 통증이 전해지게 되죠.

이러한 근막 통증증후군이 잘 생기는 부위는 우리가 자주 통증을 경험하는 뒷목, 어깨, 등, 허리 근육이고 기본적인 움직임에 불편함을 느끼다가 방치할 경우 만성화되어 만성 근막증후군이나 경추 질환, 목디스크 등으로 이어질 수 있어요. 그러므로 평소 이러한 증상이 나타났을 때 적극적으로 예방하고 치료하는 게 중요하지요.

목 결림, 어깨, 허리 통증, 두통 등을 완화하기 위해서 매번 마사지숍이나 병원을 찾을 수는 없을 거예요. 가장 좋은 방법은 자주 통증 부위를 마사지해주고, 스트레칭을 일상화하는 겁니다. 그러나 혼자서 손으로 마사지하는 데에는 분명 한계가 있어요. 하지만 이때 폼롤러를 이용해주면 좀 더 수월하게 좋은 효과를 볼 수가 있어요. 폼롤러 운동은 바쁜 일상에 치여 제대로 건강을 돌보지 못하는, 시간이 없어서 따로 운동할 수 없는 요즘 우리에게 가장 필요한 운동법이에요.

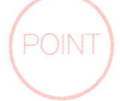

폼롤러를 이용해서 우리 몸을 마사지, 스트레칭해주면 어떤 일이 일어나나요?

1. 근막 통증을 풀어주어 우리 몸의 관절 범위를 개선해줍니다.
2. 마사지를 하는 동안 산소공급이 원활히 되어 혈관이 확장되고 염증제거에 도움이 됩니다.
3. 교감신경을 자극해 피로와 스트레스까지 개선합니다.

02
어떤 폼롤러를 고르면 되나요?

폼롤러 운동을 시작하기 전에 필요한 준비물이 있습니다.

○ **폼롤러**

폼롤러 도대체 어떤 것을 사야 할까요? 폼롤러를 막상 사려고 살펴보면 그 종류도, 브랜드도, 가격도, 천차만별일 거예요. 길이가 긴 것도 있고 짧은 것도 있고, 둥근 원형과 반원짜리도 있지요. 또 EVA재질과 EPP재질 등 매끈한 것과 돌기형 제품까지 다양합니다.
특히 요즘에는 폼롤러 판매 사이트에서 폼롤러 강도가 잘 나와 있어요. 자신에게 맞는 강도를 선택해서 구매하고, 너무 저렴하지 않은 폼롤러를 구매하는 것이 좋습니다. 참고로 이 책에서는 90cm 길이 원형 폼롤러를 이용한 필라테스 운동을 소개하고 있습니다.

❶ 입문자 : 운동을 거의 안 했고, 스스로 생각했을 때 많이 뻣뻣하다고 생각하는 경우
   EVA 소재로 된 부드러운 폼롤러로 시작해보세요. 처음부터 너무 딱딱한 폼롤러를 쓰면 몸에 오히려 무리가 될 수 있고, 너무 아프면 자주 안 하게 된답니다.

❷ 중·상급자 : 폼롤러를 사용해본 적 있고, 다른 운동도 많이 한 경우
   EPP 소재의 딱딱한 폼롤러로 운동 강도를 높여보세요. 오래 사용해도 휘지 않는다는 장점이 있습니다.

○ 매트

폼롤러 운동뿐만 아니라 집에서 홈트레이닝할 경우 매트는 반드시 필요해요. 운동시에 혹시 상해를 입거나 몸에 무리가 가지 않기 위해서 매트를 꼭 구입하세요. 매트는 너무 얇지 않은 것이 좋고 두께가 4~8mm 정도가 적당합니다.

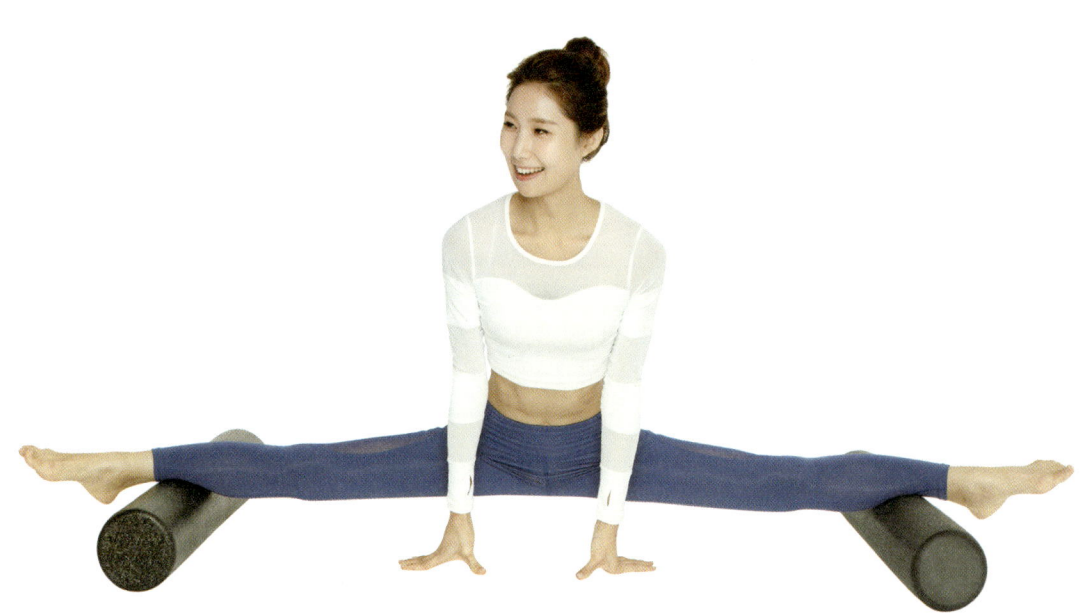

03
폼롤러 운동을 할 때 주의사항은 무엇인가요?

폼롤러 운동이 완벽한 치료가 되는 건 아니에요. 폼롤러로 롤링을 하는 동안 통증이 느껴지는 부위가 있다면(참을 만한 통증이라면) 롤링을 멈추고 5~10초 정도 지그시 눌러 자극을 주면서 천천히 풀어주는 것이 중요합니다. 무엇보다 디스크 환자는 반드시 전문가와 상담한 후에 하도록 하세요.

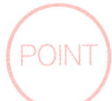

주의사항 9가지

1. 몸에 딱 붙는 옷 입고 하기
2. 액세서리 빼고, 머리카락 묶기
3. 매트 위에서 하기(폼롤러는 자신의 체중을 100% 활용하는 운동이므로 꼭 매트 위에서 하세요.)
4. 운동할 때 근육 통증이 지속될 시 전문가와 상의하기
5. 관절 움직임 범위를 넘는 과도한 스트레칭 금지하기
6. 상해 직후나 과음, 식사 1시간 이내에는 피하기
7. 호흡과 함께 롤링하기
8. 디스크 환자나 몸이 많이 아픈 사람은 반드시 전문가와 상담 후에 하기
9. 롤링을 하는 도중에 통증이 느껴지는 부위가 있다면 멈추고 5~10초 정도 지그시 눌러 자극을 주며 천천히 풀어주기

04
폼롤러 운동은 언제 하는 게 좋을까요?

잠들기 전 30분~1시간만 투자한다면 내 몸은 조금씩 달라집니다. 과도하게 움직이기 힘겨운 분들은 하루 10분씩이라도 잘 되는 동작 몇 개를 선택하여 틈틈이 하는 게 좋습니다.
각 운동마다 기본적인 횟수를 적어 놓긴 했지만 각자의 몸 컨디션에 따라 달라질 수 있으니 참고만 하세요. 더 적게 해도 괜찮고, 무리가 가지 않는다면
더 많이 해도 괜찮아요.
무엇보다 매일매일 꾸준히 하는 게 좋겠지만 그게 힘들다면 적어도 일주일에 세 번은 꼭 해보세요. 이러한 작은 습관들이 모여 건강한 몸을 만든답니다!

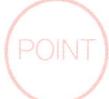
- 운동 전후
- 틈나는 대로
- 내가 운동에 가장 집중할 수 있는 시간

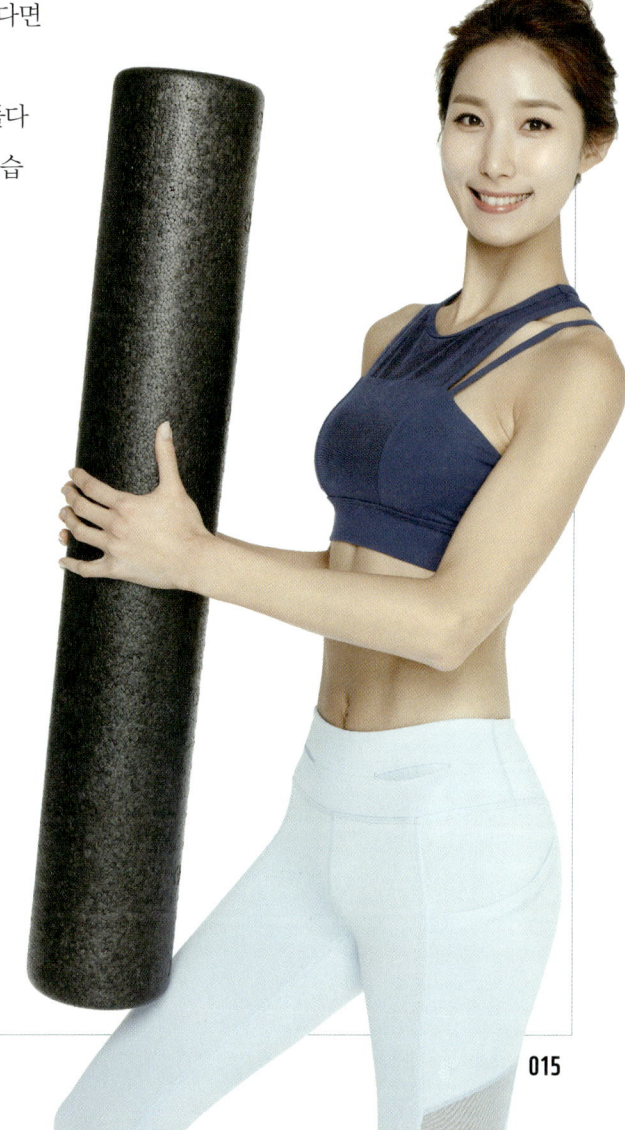

05
필라테스 호흡을 익히세요

폼롤러 운동을 하는 내내 필라테스 호흡을 하면 훨씬 좋습니다. 운동을 하거나 스트레칭할 때 오히려 아파서 숨을 참는 경우가 있는데, 이러면 오히려 근육이 긴장할 수 있어요. 깊은 호흡을 통해서 더 깊이 숨을 조절하고 릴렉스할 수 있도록 합니다.

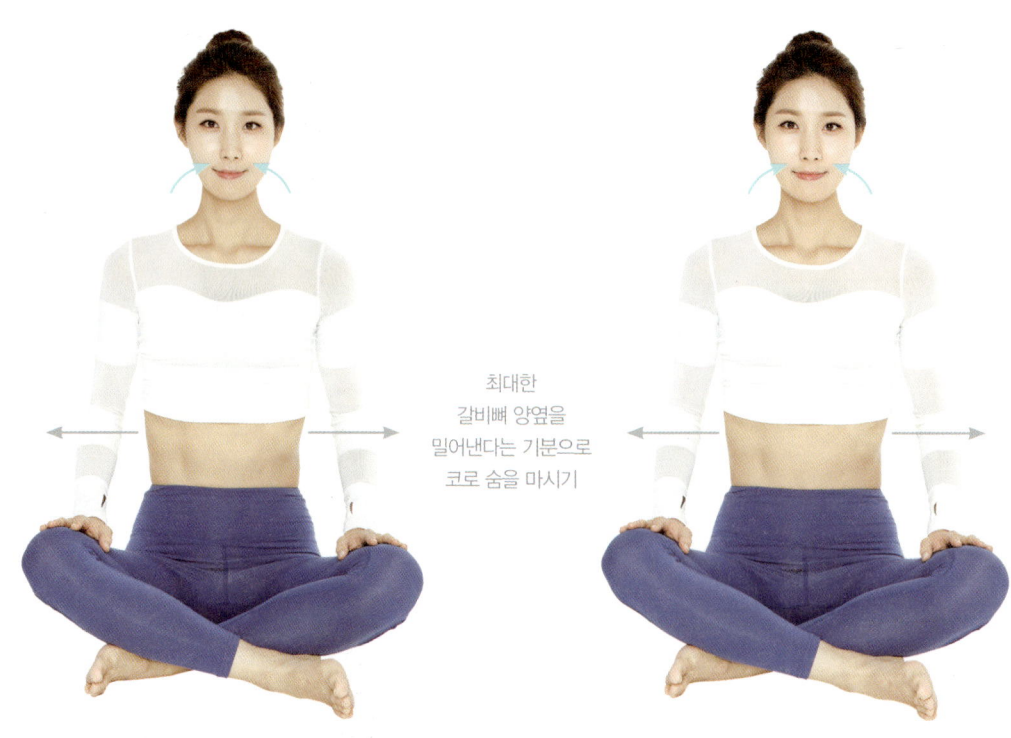

최대한
갈비뼈 양옆을
밀어낸다는 기분으로
코로 숨을 마시기

필라테스 호흡은 '흉곽 호흡'이라고 하여 갈비뼈 양옆과 등 뒤로 숨을 마시고 내쉬는 호흡법입니다. 숨을 마실 때 가슴으로 마시게 되면 어깨가 들썩이며 목과 어깨에 긴장이 됩니다. 내 몸이 풍선이라고 생각하고 최대한 갈비뼈 양옆을 밀어낸다는 기분으로 숨을 마시고, 내쉴 때는 풍선에 바람 빠지듯이 갈비뼈를 안으로 모으며 숨을 뱉어줍니다.

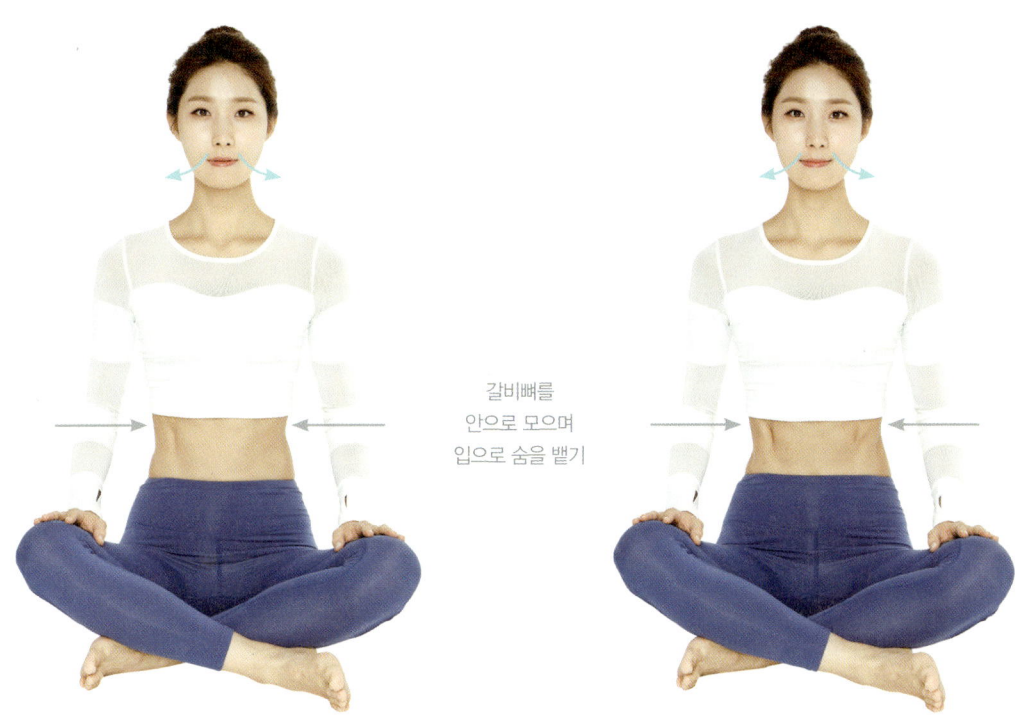

갈비뼈를 안으로 모으며 입으로 숨을 뱉기

Page Preview
페이지 미리보기

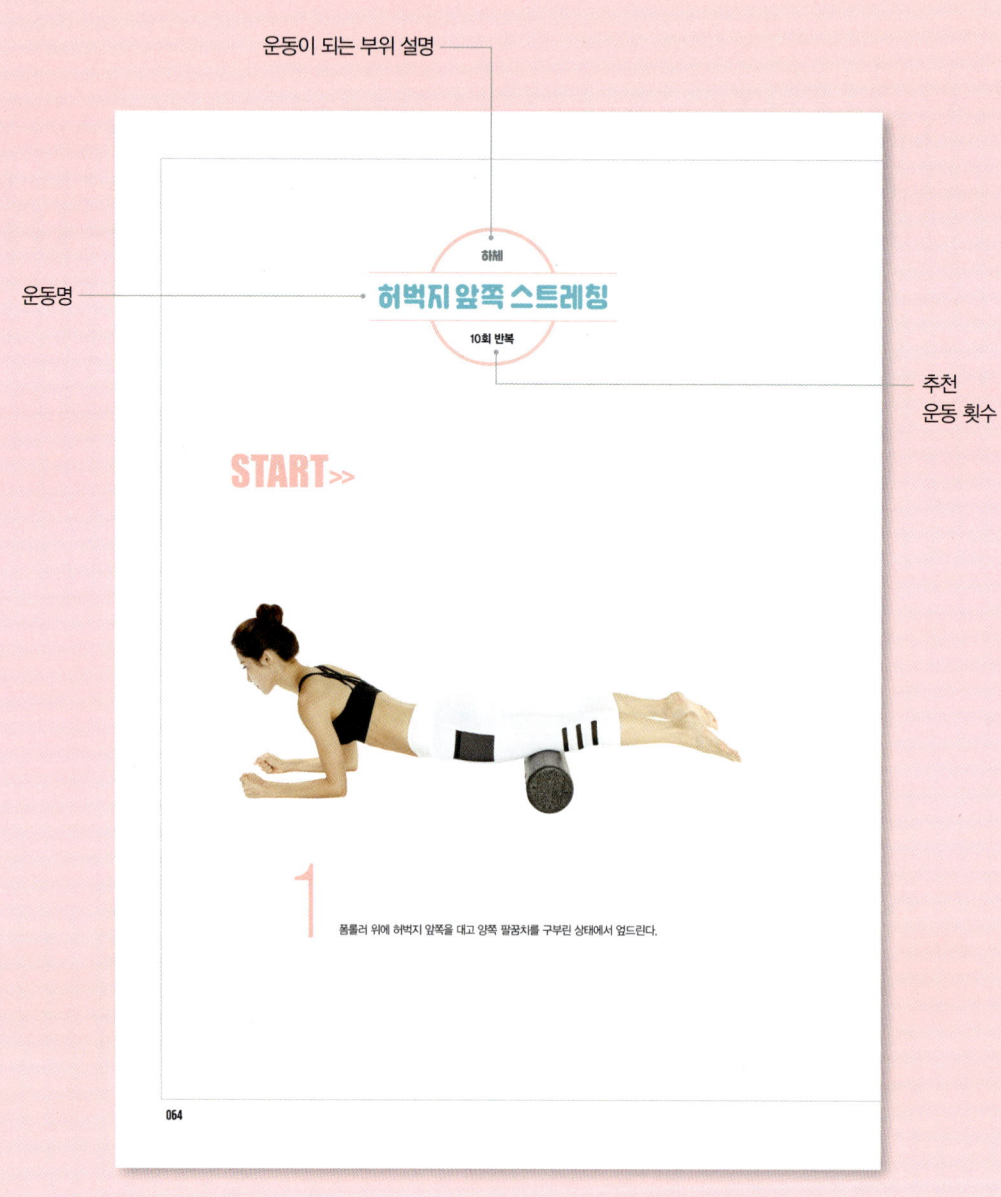

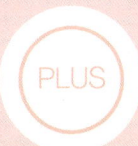 좀 더 업그레이드 된 동작을 설명하거나 다른 방향에서 바라본 모습을 보여줌

 그 동작을 유지해야 하는 시간을 알려줌

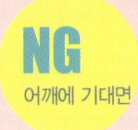 동작을 할 때 흔히 하는 실수를 보여줌

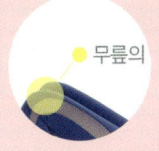 주의를 기울여야 하는 부분

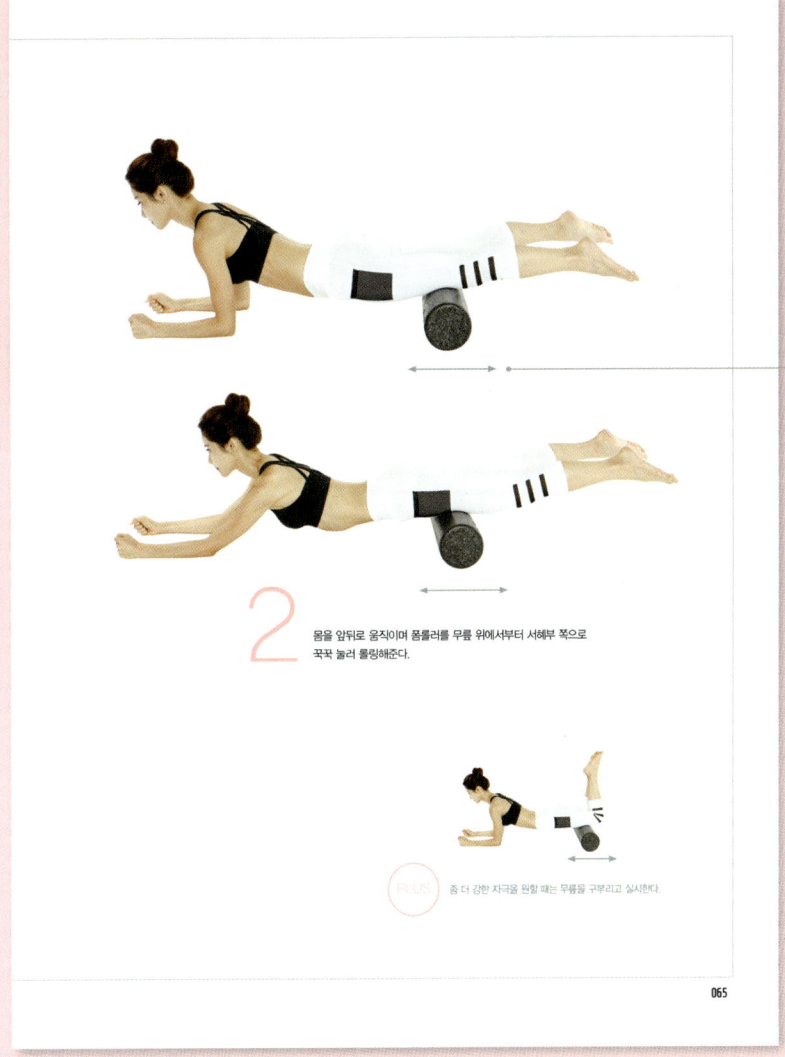

폼롤러 및 운동 방향 설명

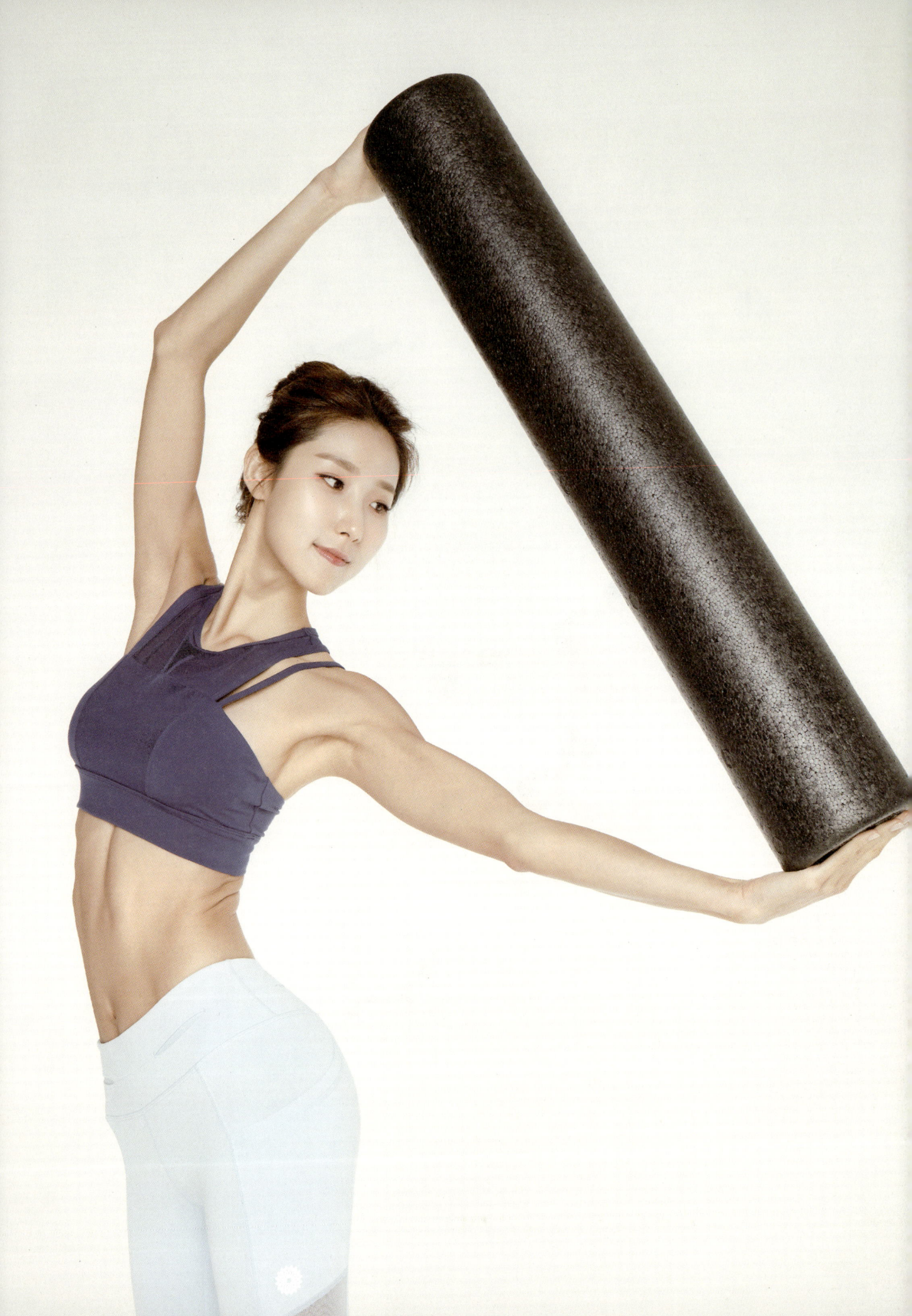

Foam Roller Pilates

이은형의 폼롤러 필라테스

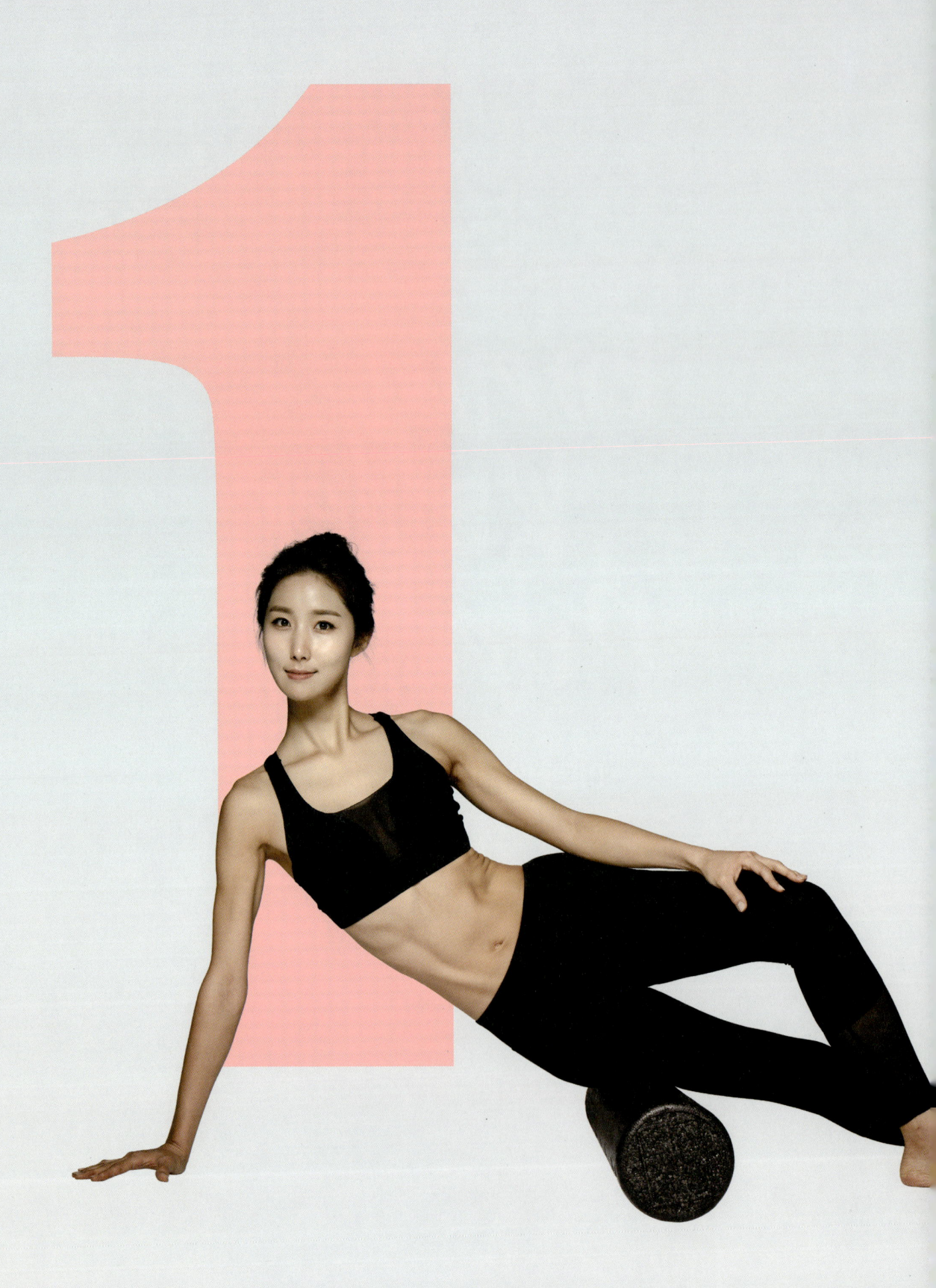

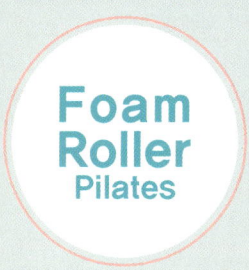

시원하게 전신 풀어주기

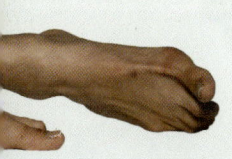

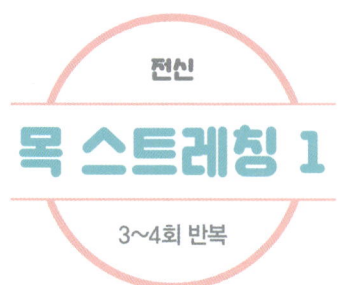

전신

목 스트레칭 1

3~4회 반복

START » 폼롤러의 끝에 앉아 천천히 엉덩이-허리-등 순으로 폼롤러와 일자가 되게 눕는다.

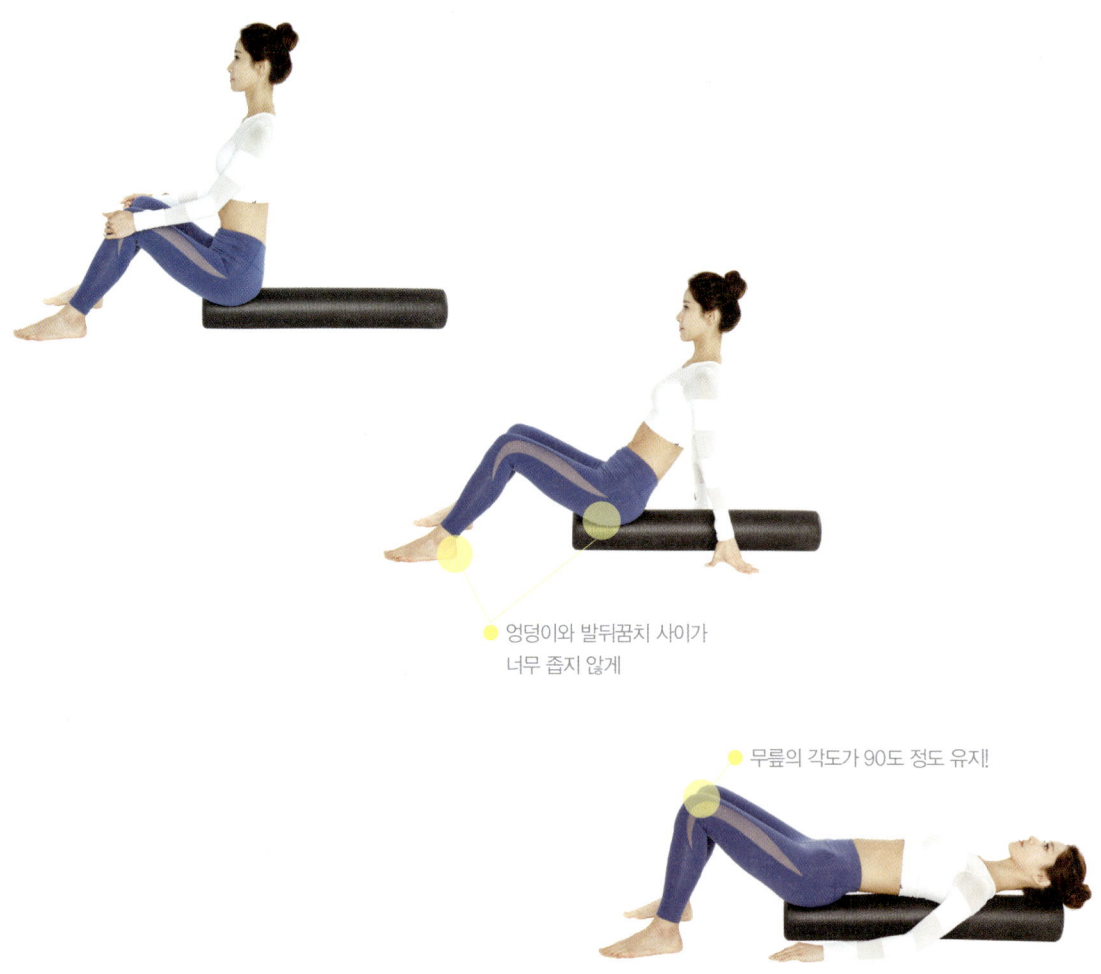

● 엉덩이와 발뒤꿈치 사이가 너무 좁지 않게

● 무릎의 각도가 90도 정도 유지!

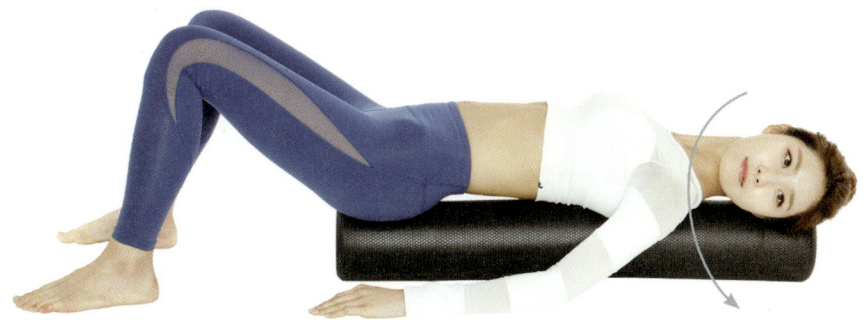

1 숨을 내쉬며 고개를 왼쪽으로 돌린다. 이때 오른쪽 어깨를 바닥 쪽으로 꾹 눌러준다.

 3~4초 유지

2 숨을 들이마시며 제자리로 돌아온다. 반대쪽도 동일하게 실시한다.

PLUS 반대쪽 모습

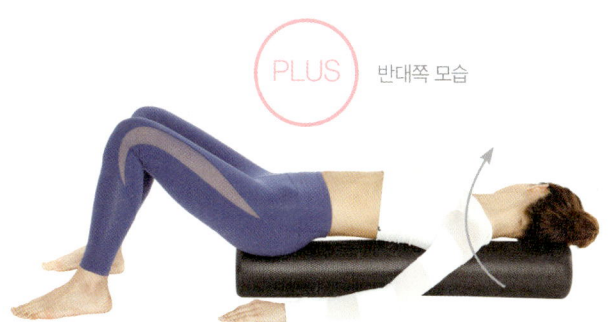

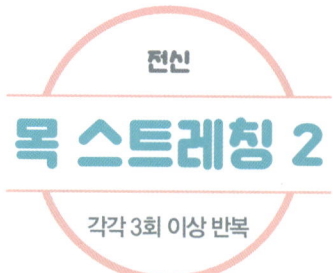

전신
목 스트레칭 2
각각 3회 이상 반복

START »

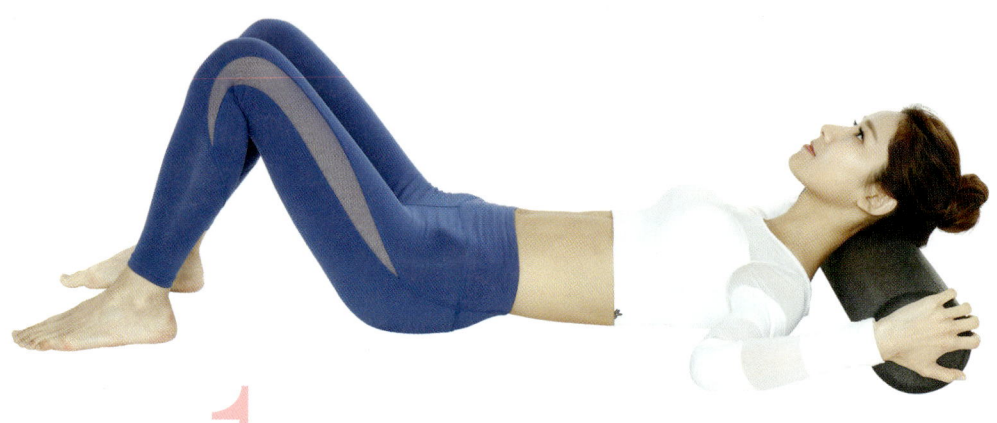

1 폼롤러를 목 뒤에 대고 누워 양손으로 폼롤러 끝을 잡아 움직이지 않게 고정한다.

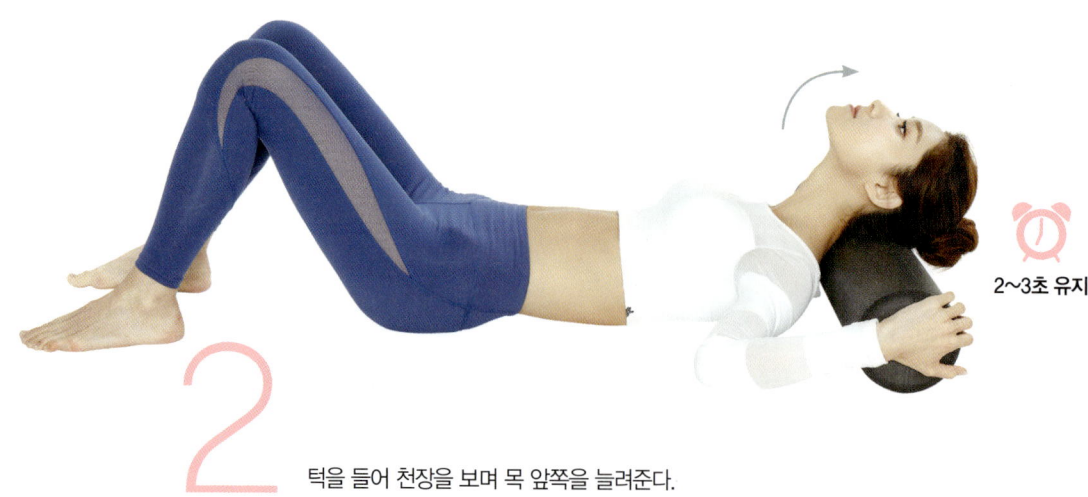

2 턱을 들어 천장을 보며 목 앞쪽을 늘려준다.

2~3초 유지

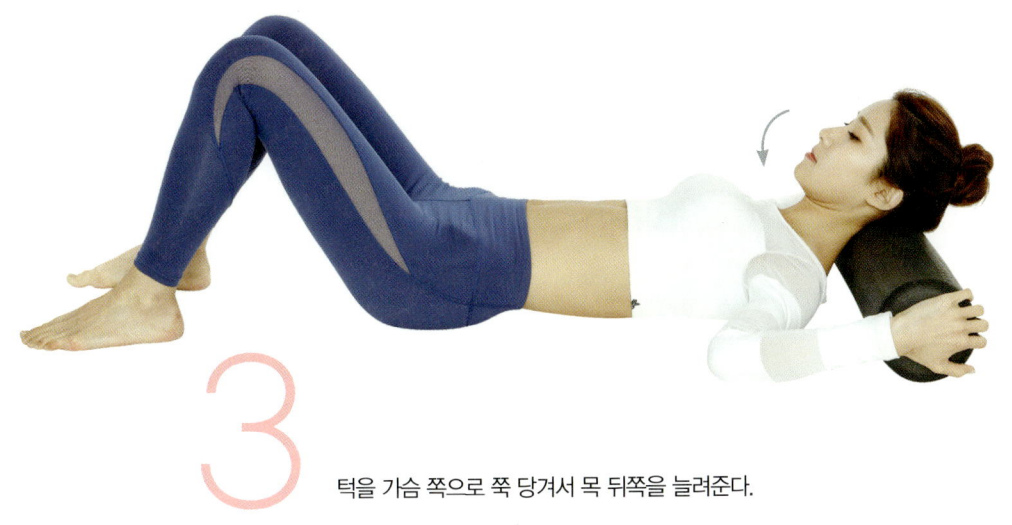
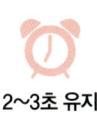

2~3초 유지

3
턱을 가슴 쪽으로 쭉 당겨서 목 뒤쪽을 늘려준다.

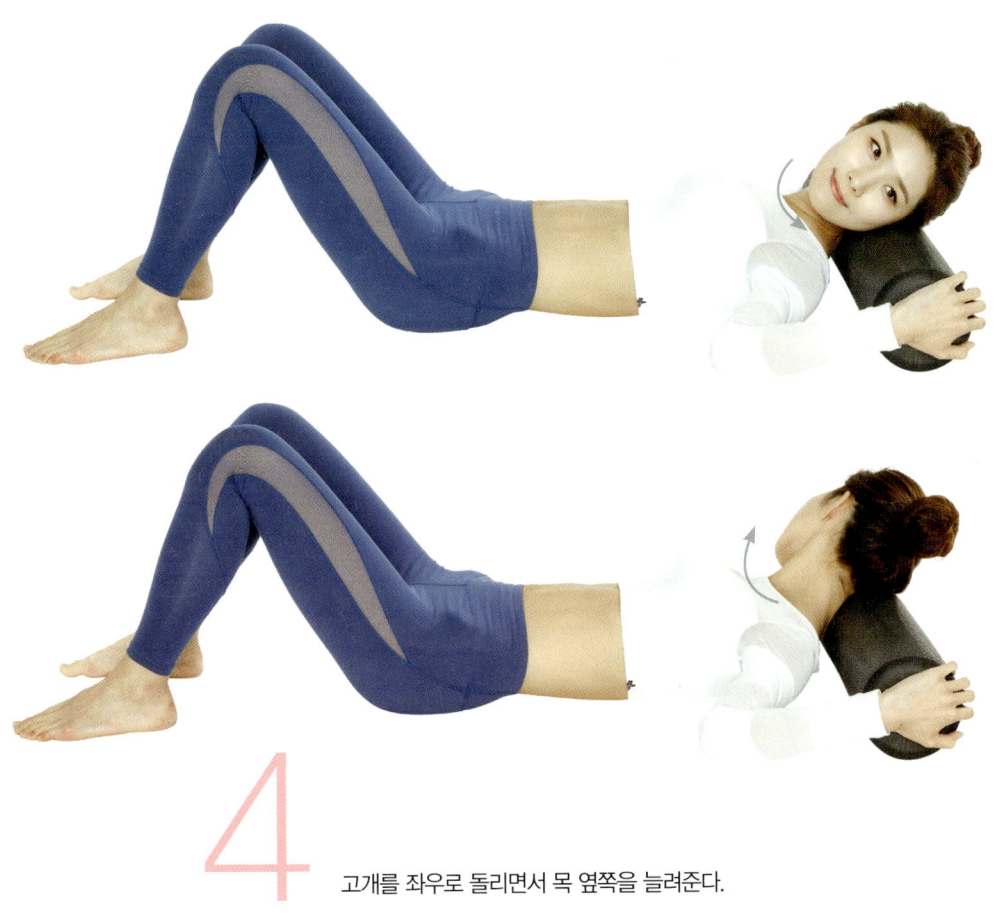

4
고개를 좌우로 돌리면서 목 옆쪽을 늘려준다.

전신

어깨관절 풀기

5회 반복

START 〉〉 폼롤러의 끝에 앉아 천천히 엉덩이-허리-등 순으로
폼롤러와 일자가 되게 눕는다.

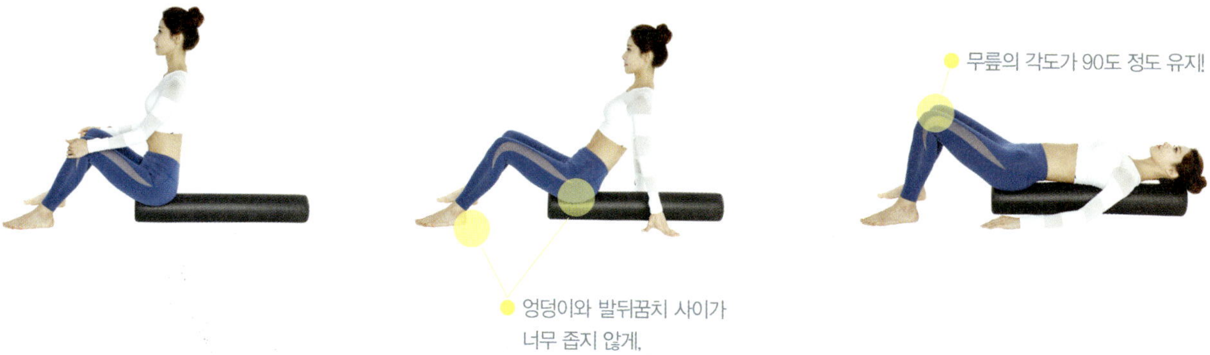

○ 무릎의 각도가 90도 정도 유지!

○ 엉덩이와 발뒤꿈치 사이가
너무 좁지 않게.

1

양팔을 하늘로 쭉 뻗는다.

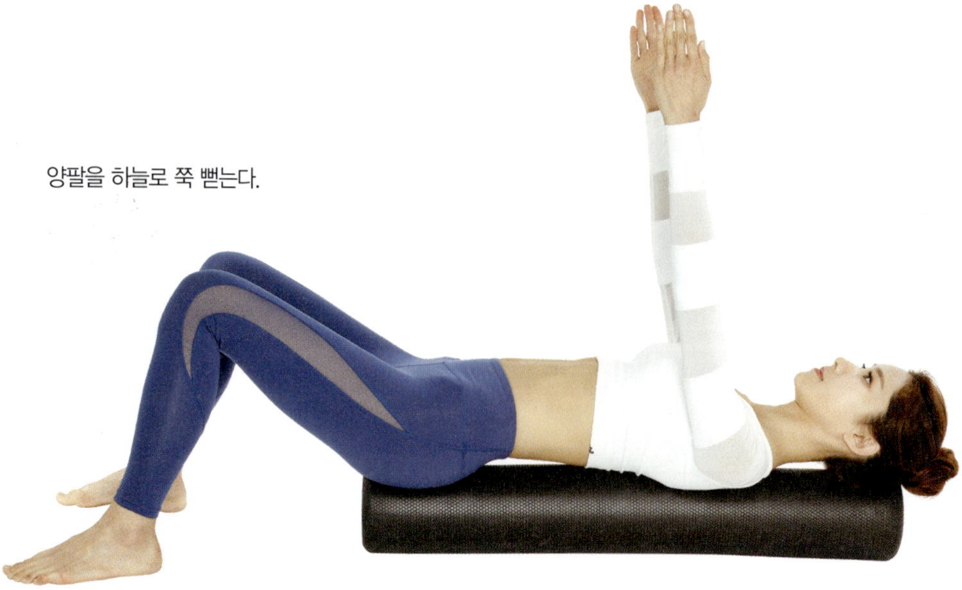

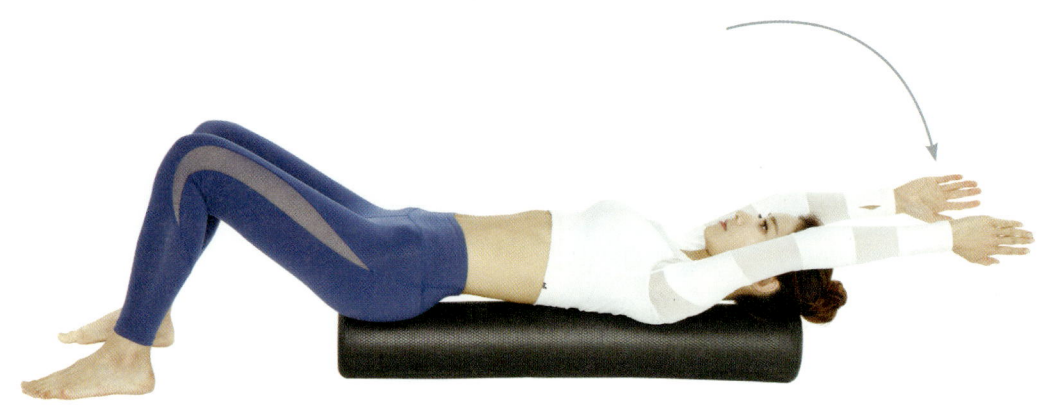

2 숨을 들이마시며 팔을 귀 옆까지 올린다.

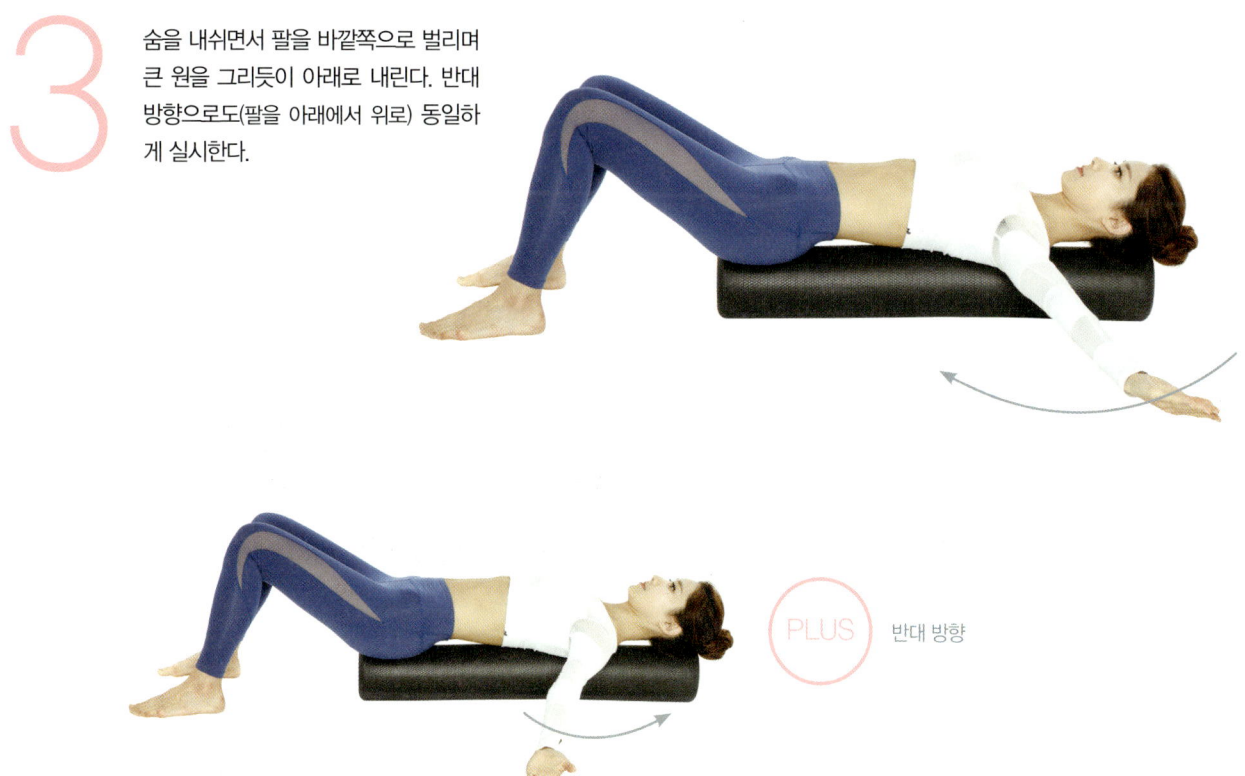

3 숨을 내쉬면서 팔을 바깥쪽으로 벌리며 큰 원을 그리듯이 아래로 내린다. 반대 방향으로도(팔을 아래에서 위로) 동일하게 실시한다.

PLUS 반대 방향

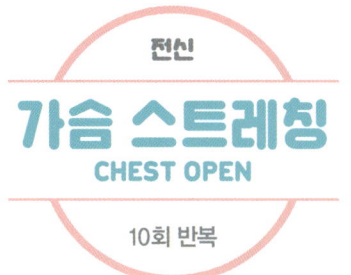

전신
가슴 스트레칭
CHEST OPEN
10회 반복

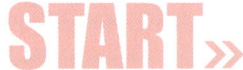 폼롤러의 끝에 앉아 천천히 엉덩이-허리-등 순으로 폼롤러와 일자가 되게 눕는다.

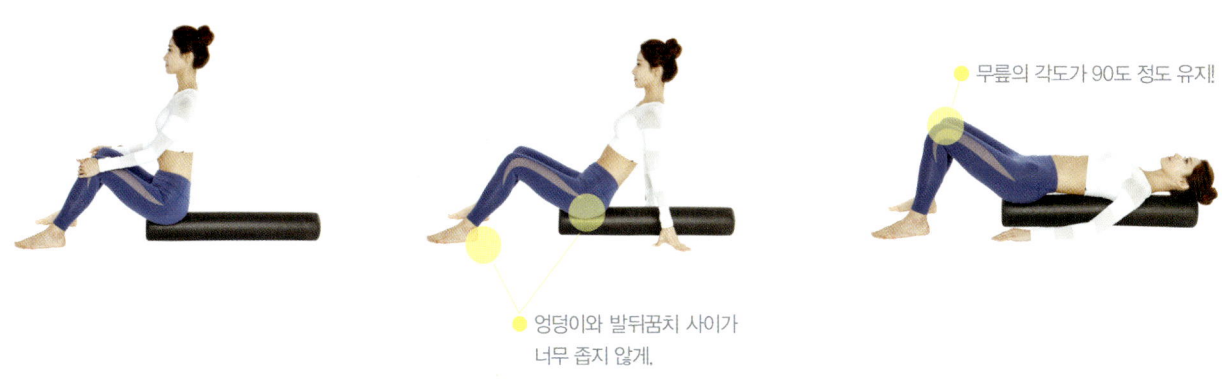

무릎의 각도가 90도 정도 유지!

엉덩이와 발뒤꿈치 사이가 너무 좁지 않게.

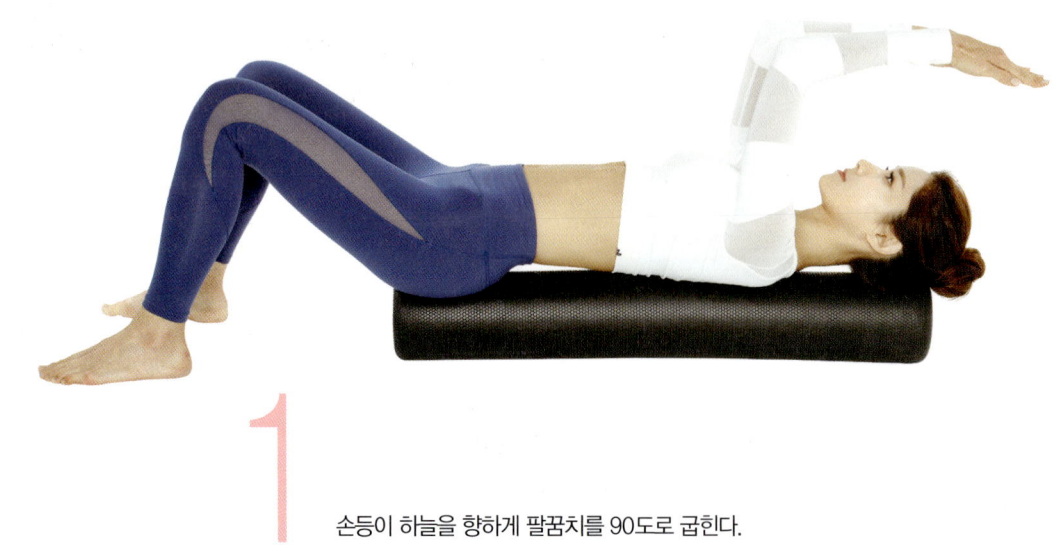

1

손등이 하늘을 향하게 팔꿈치를 90도로 굽힌다.

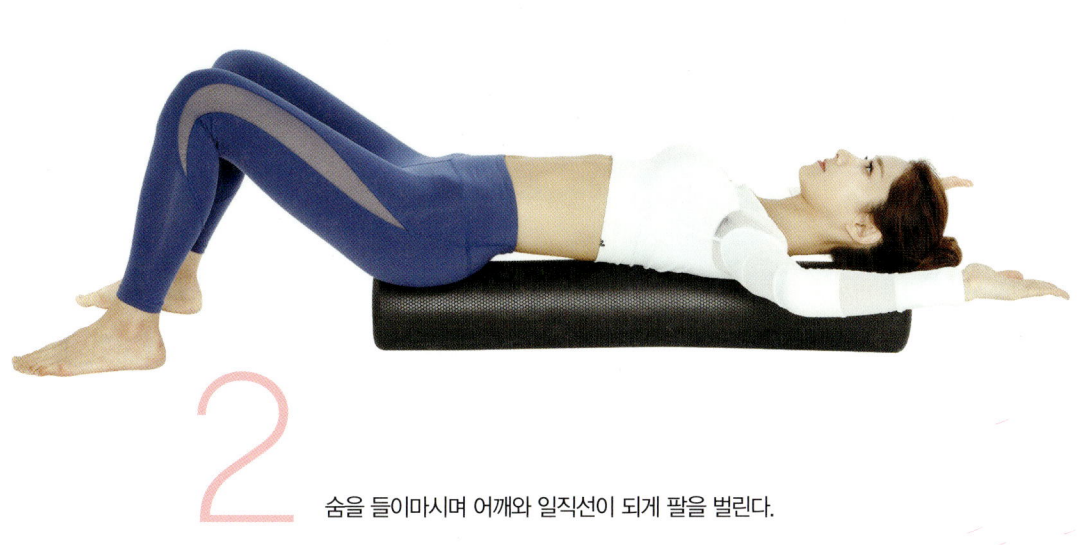

2 숨을 들이마시며 어깨와 일직선이 되게 팔을 벌린다.

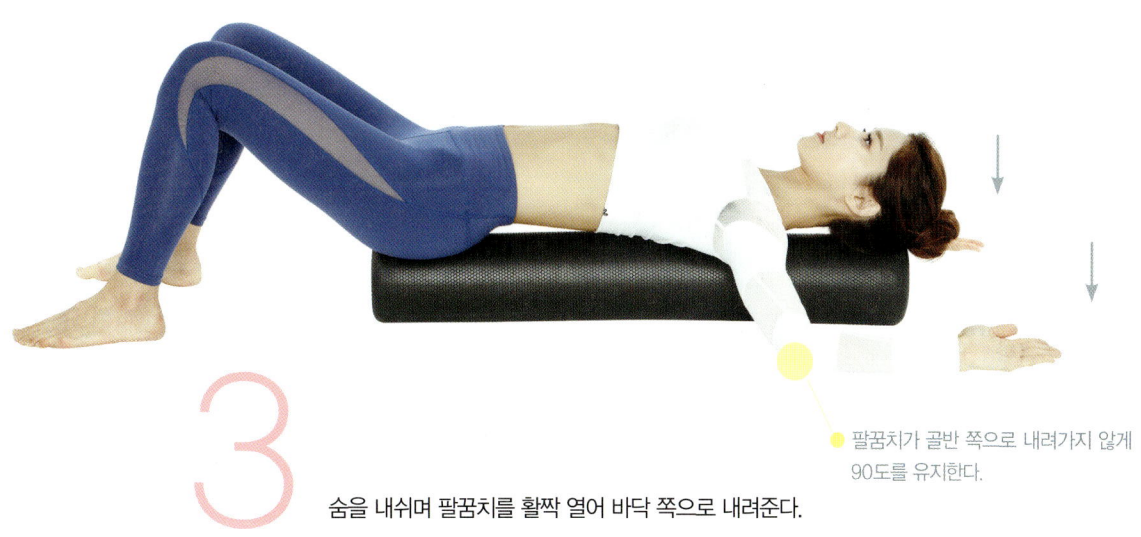

3 숨을 내쉬며 팔꿈치를 활짝 열어 바닥 쪽으로 내려준다.

● 팔꿈치가 골반 쪽으로 내려가지 않게 90도를 유지한다.

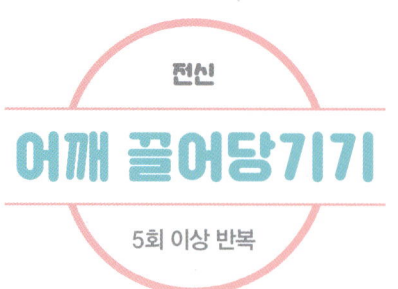

전신
어깨 끌어당기기
5회 이상 반복

START》 폼롤러의 끝에 앉아 천천히 엉덩이-허리-등 순으로 폼롤러와 일자가 되게 눕는다.

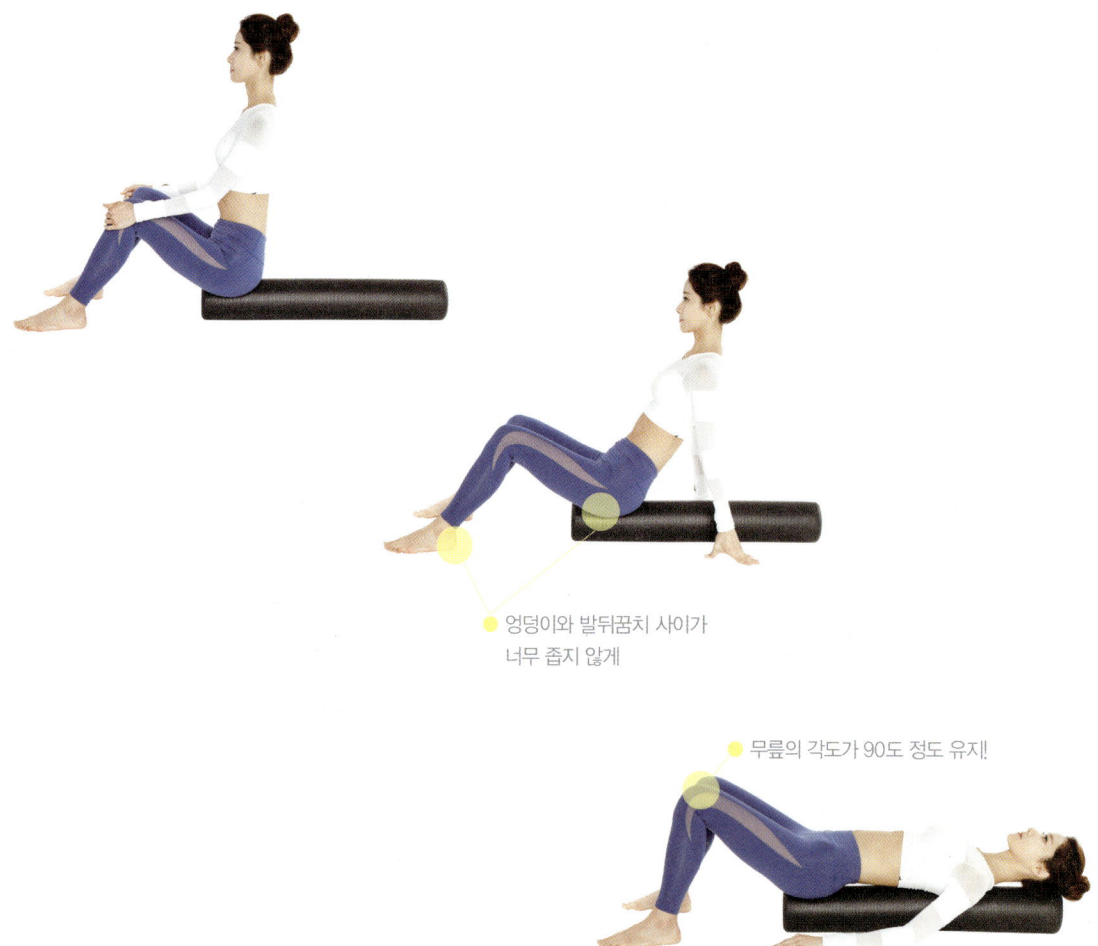

● 엉덩이와 발뒤꿈치 사이가 너무 좁지 않게

● 무릎의 각도가 90도 정도 유지!

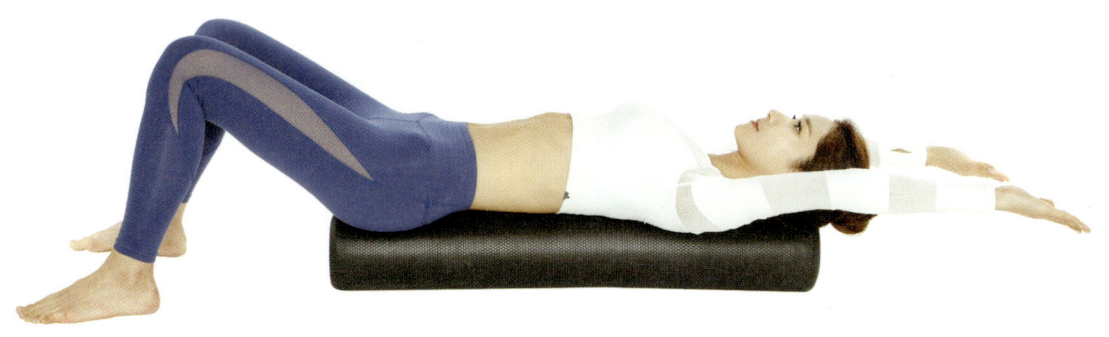

1 숨을 들이마시며 양팔을 머리 위쪽으로 쭉 뻗는다.

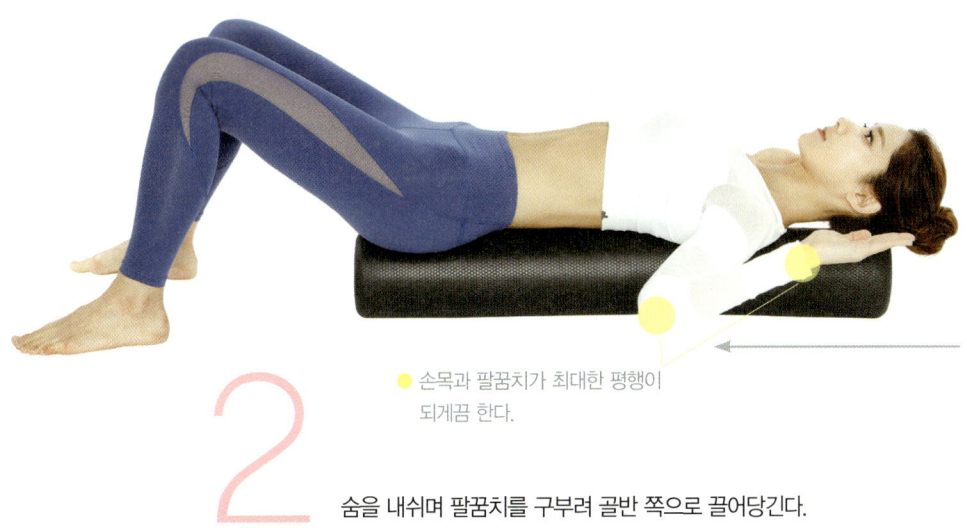

● 손목과 팔꿈치가 최대한 평행이 되게끔 한다.

2 숨을 내쉬며 팔꿈치를 구부려 골반 쪽으로 끌어당긴다.

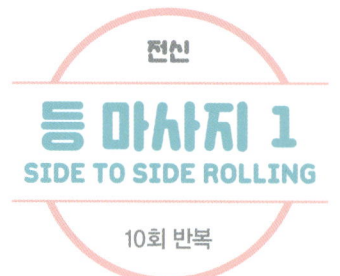

전신
등 마사지 1
SIDE TO SIDE ROLLING
10회 반복

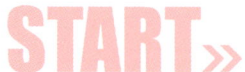 폼롤러의 끝에 앉아 천천히 엉덩이-허리-등 순으로 폼롤러와 일자가 되게 눕는다.

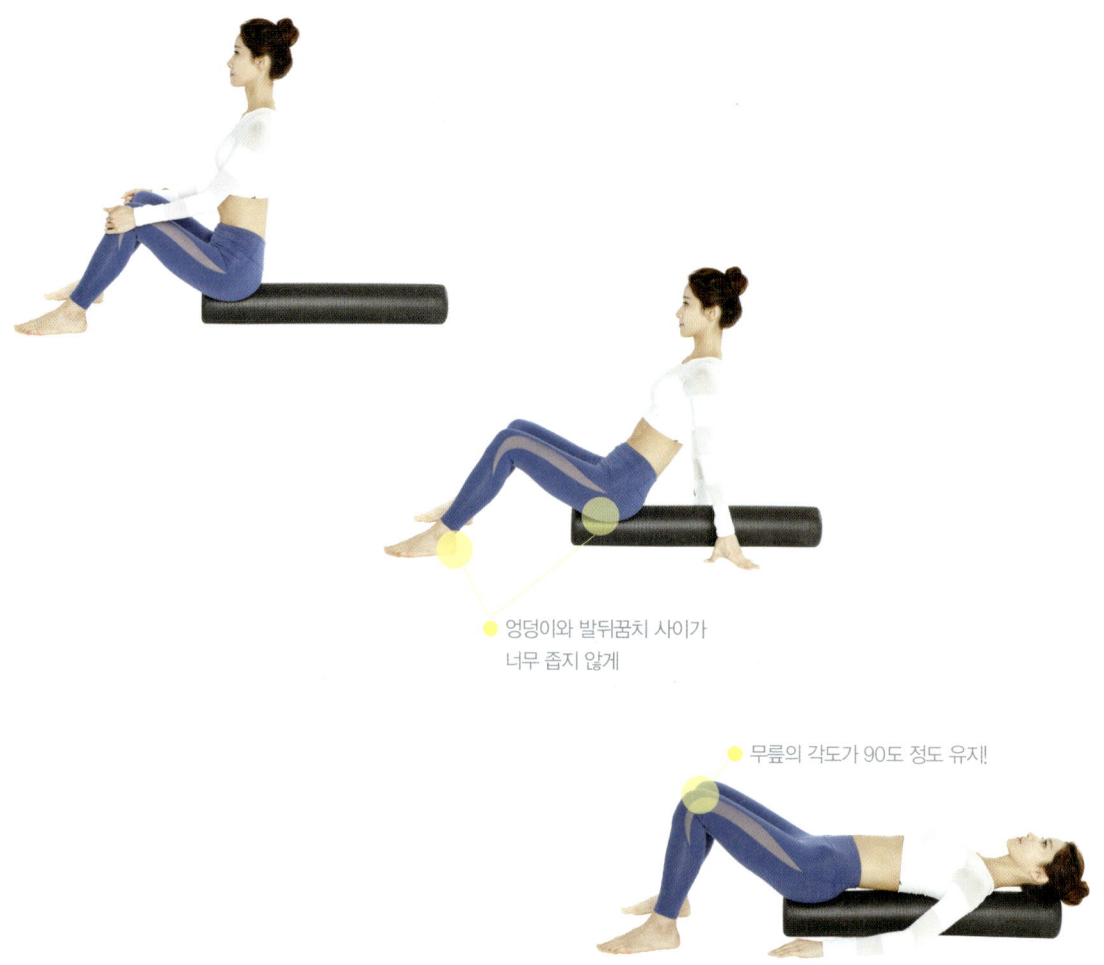

● 엉덩이와 발뒤꿈치 사이가 너무 좁지 않게

● 무릎의 각도가 90도 정도 유지!

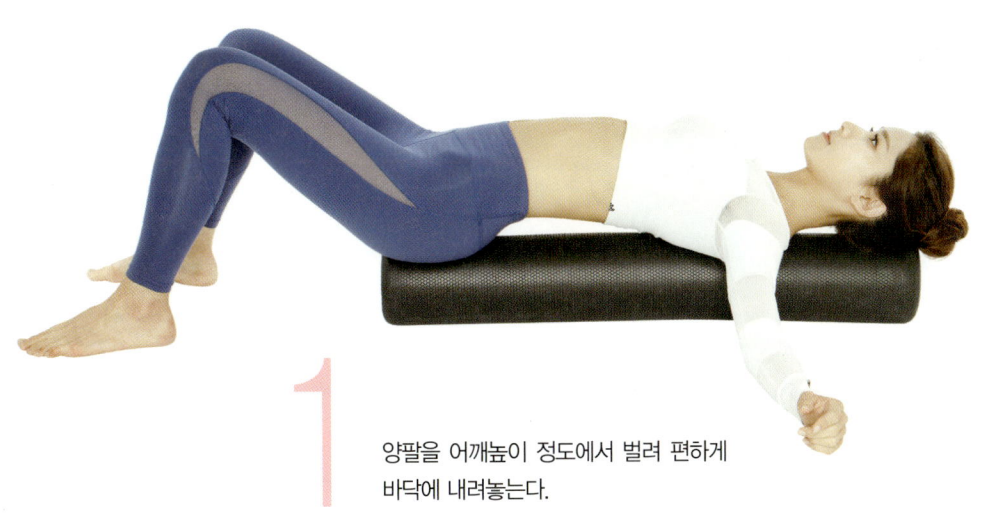

1 양팔을 어깨높이 정도에서 벌려 편하게 바닥에 내려놓는다.

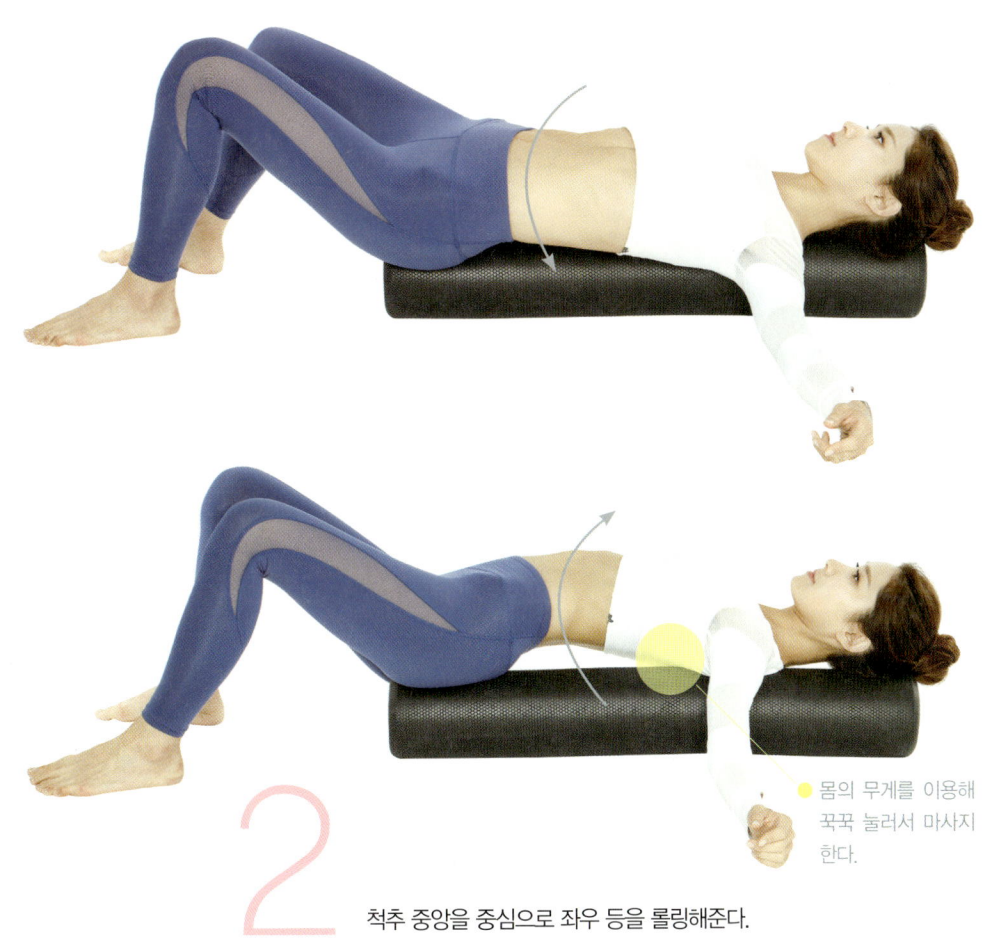

2 척추 중앙을 중심으로 좌우 등을 롤링해준다.

● 몸의 무게를 이용해 꾹꾹 눌러서 마사지 한다.

등 마사지 2

전신 · 10회 반복

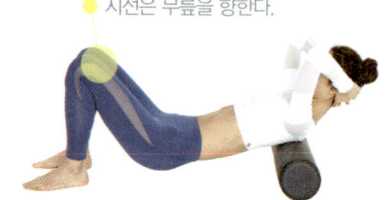

START》 폼롤러를 날개뼈 밑 부분에 가로로 두고 무릎을 구부린 상태로 누워 두 손을 깍지 껴 머리 뒤를 받친 뒤 엉덩이를 살짝 든다.

• 시선은 무릎을 향한다.

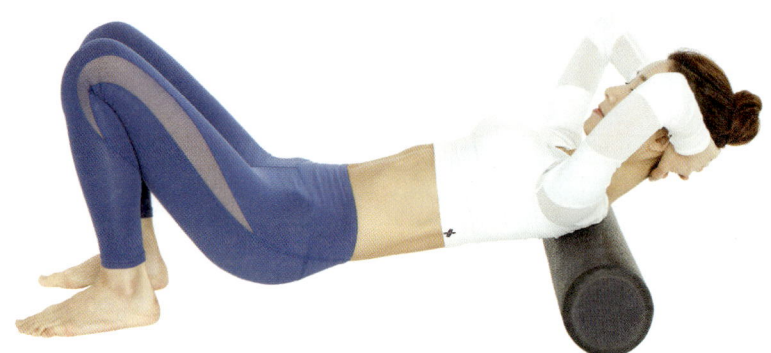

1 무릎을 구부렸다 폈다 하면서 날개뼈 아래부터 위까지 롤링한다. 이때 시선은 계속 무릎을 바라본다. 폼롤러가 움직이면 다시 한 번 자리를 세팅하여 실시한다.

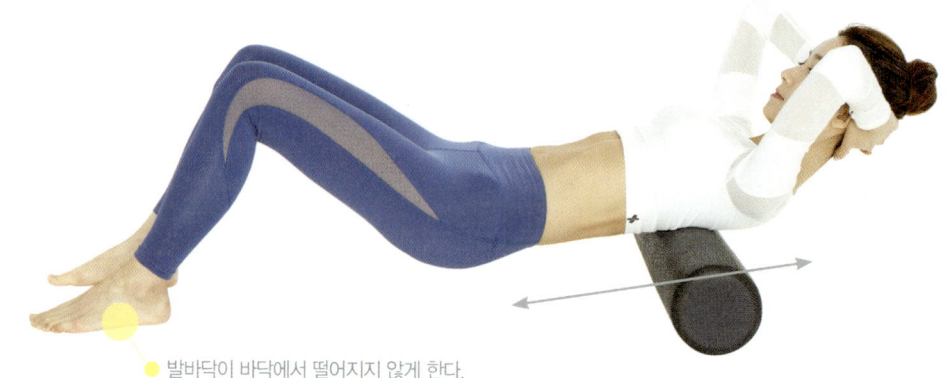

• 발바닥이 바닥에서 떨어지지 않게 한다.

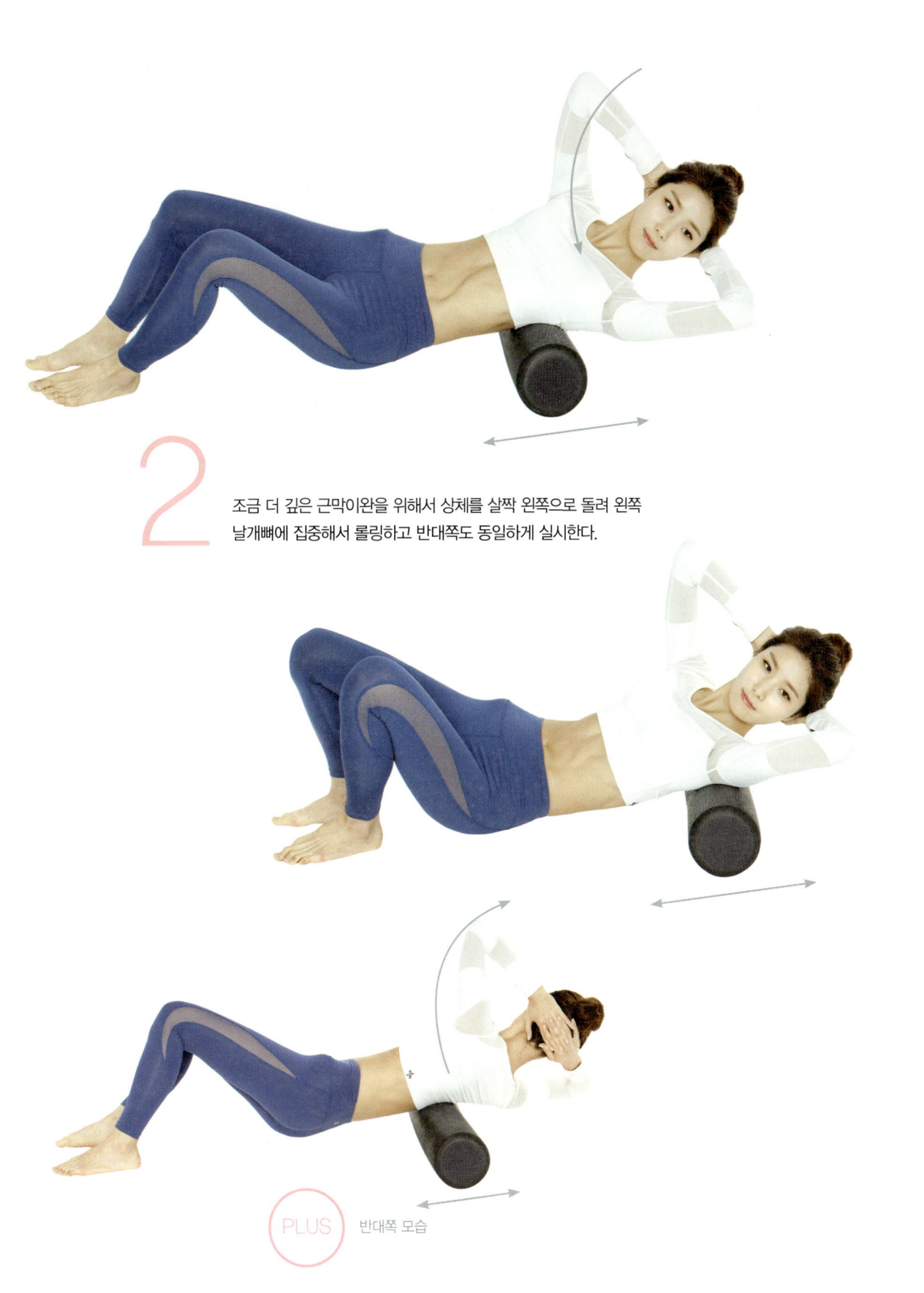

2 조금 더 깊은 근막이완을 위해서 상체를 살짝 왼쪽으로 돌려 왼쪽 날개뼈에 집중해서 롤링하고 반대쪽도 동일하게 실시한다.

PLUS 반대쪽 모습

전신
어깨와 가슴 스트레칭
5회 반복

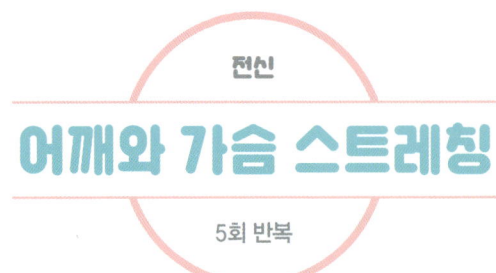

START » 폼롤러를 날개뼈 밑 부분에 가로로 두고 무릎을 구부린 상태로 눕는다.

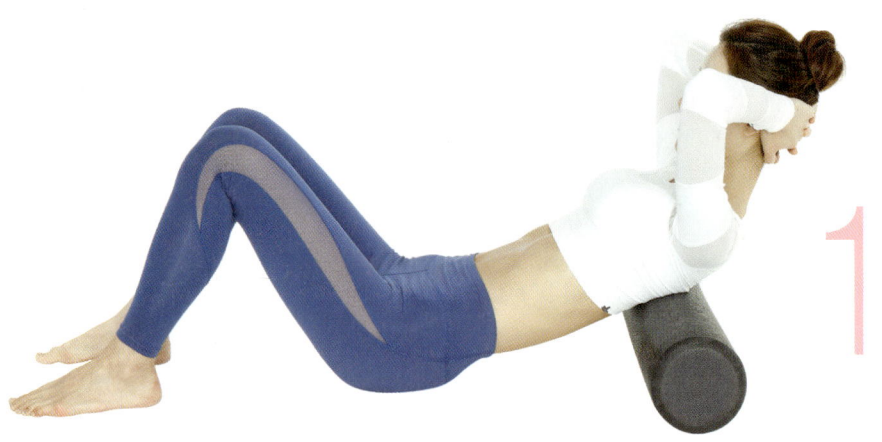

1 두 손을 깍지 껴서 머리 뒤를 받친다.

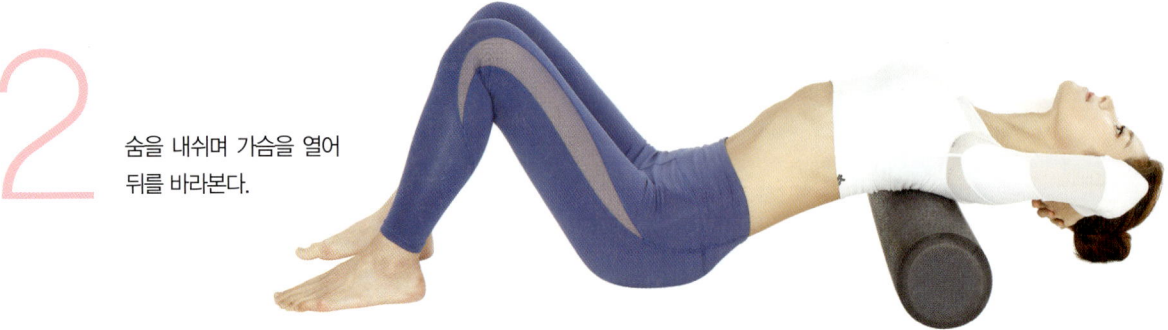

2 숨을 내쉬며 가슴을 열어 뒤를 바라본다.

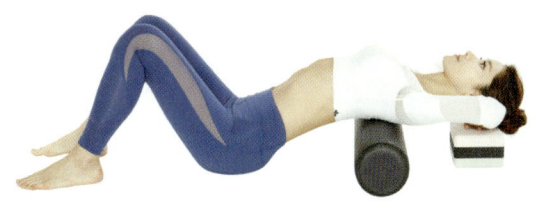

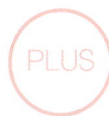 PLUS 등이 굽어서 상체를 재끼기 힘든 사람은 머리 뒤에 쿠션을 받쳐도 좋다.

● 팔꿈치를 너무 모으지 않게 조심하고, 시선은 배꼽이 아니라 무릎을 바라본다.

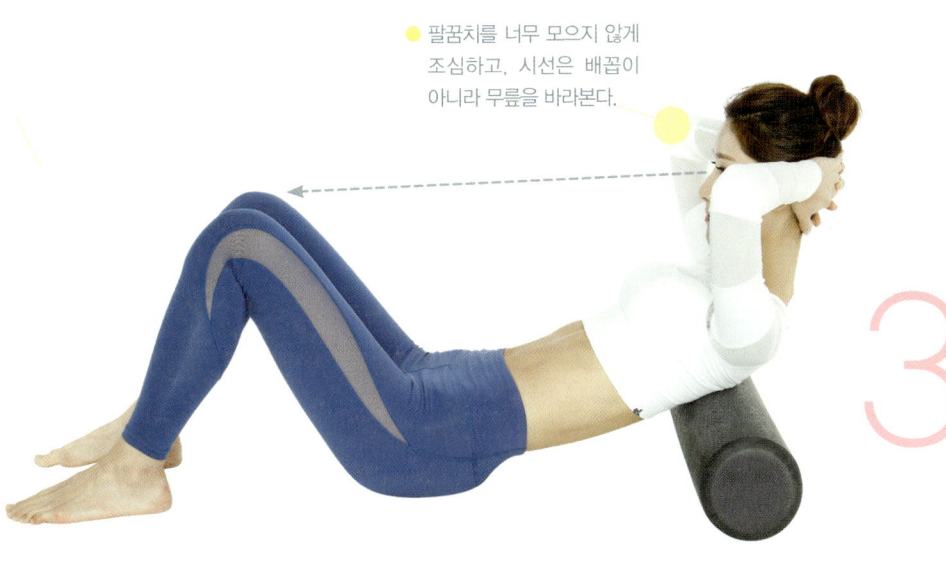

3
숨을 마시며 상체를 구부려 무릎을 바라본다.

4
숨을 내쉬며 천천히 두 다리를 펴서 몸 앞쪽이 완전히 열리도록 한다.

● 두 다리는 꼭 붙여준다.

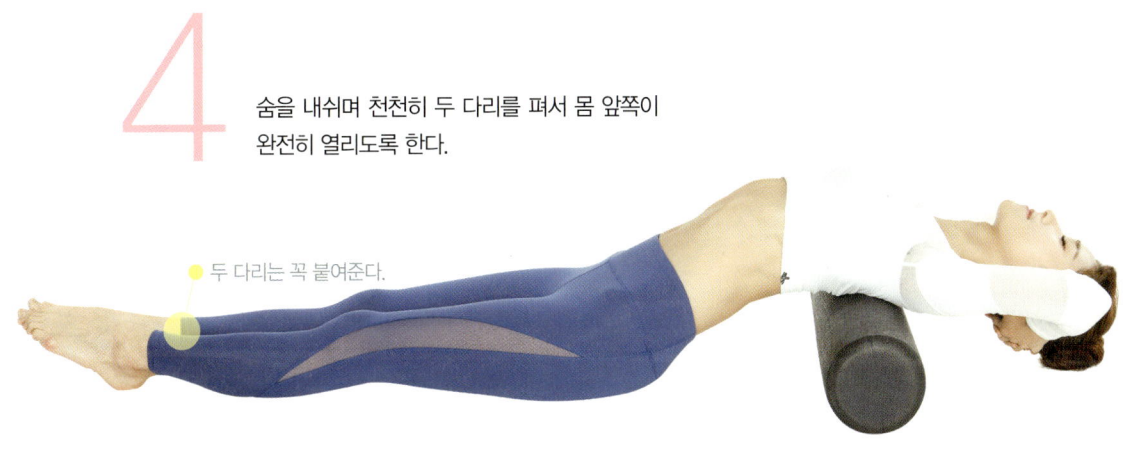

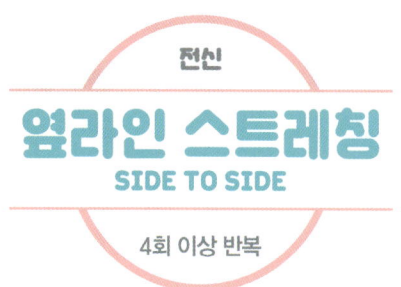

전신
옆라인 스트레칭
SIDE TO SIDE
4회 이상 반복

START » 폼롤러를 날개뼈 밑 부분에 가로로 두고 무릎을 구부린 상태로 누워 두 손을 깍지 껴 머리 뒤를 받친다.

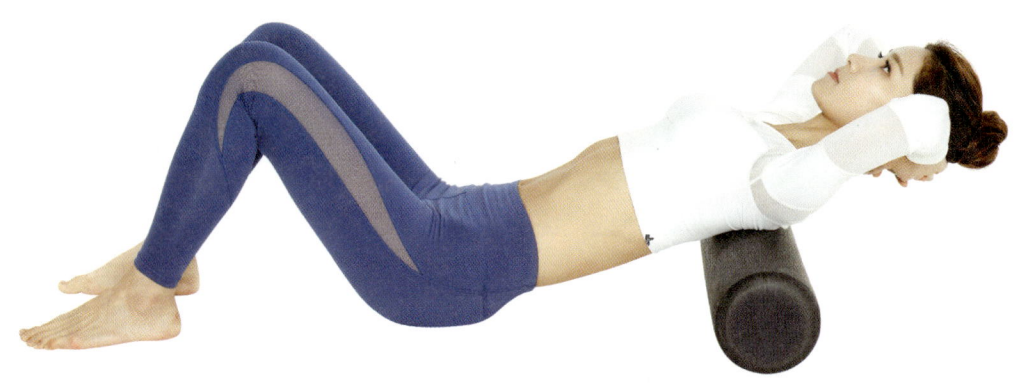

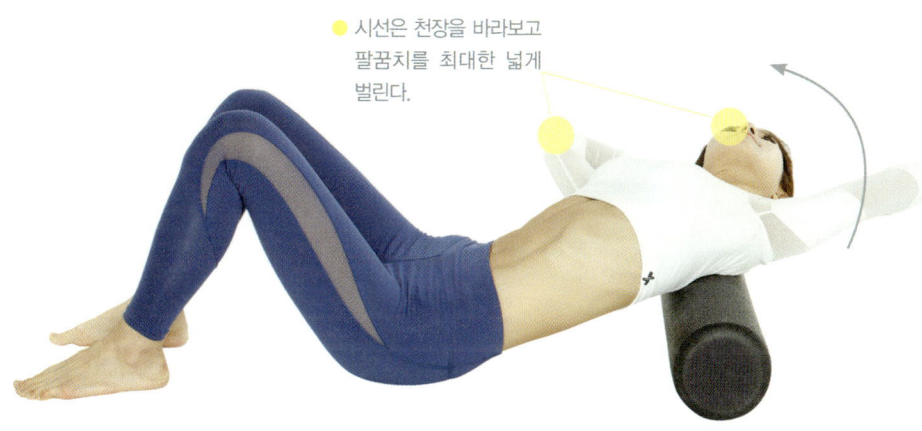

● 시선은 천장을 바라보고 팔꿈치를 최대한 넓게 벌린다.

1 오른쪽 팔꿈치가 오른쪽 골반에 닿는다는 느낌으로 몸을 활처럼 꺾어준다.

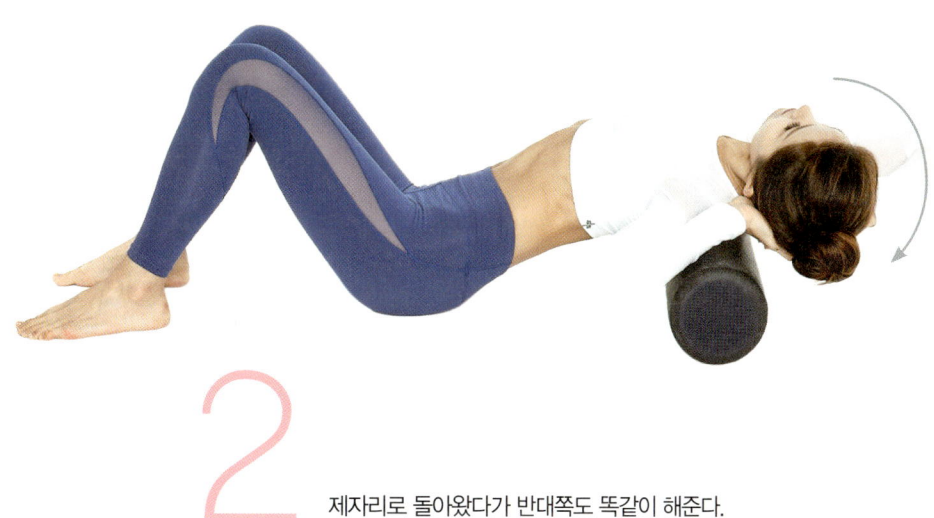

2 제자리로 돌아왔다가 반대쪽도 똑같이 해준다.

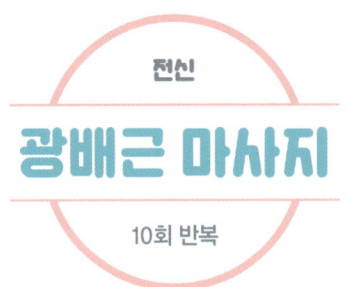

전신
광배근 마사지
10회 반복

START »

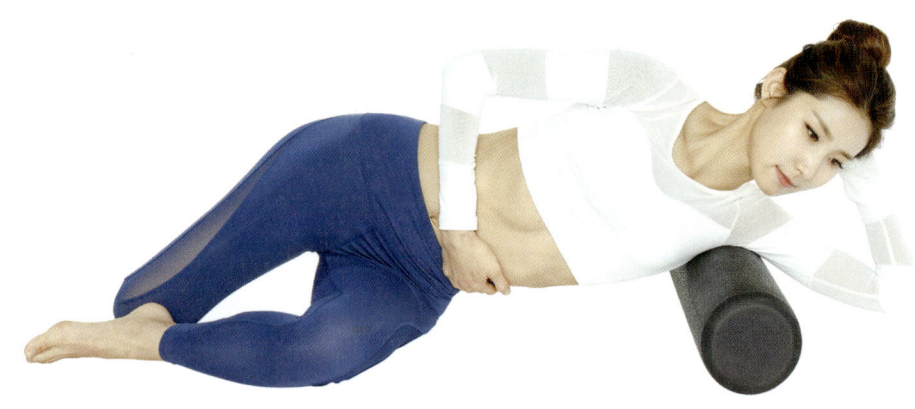

1 옆으로 누워 폼롤러를 겨드랑이 밑쪽에 둔다. 왼손은 머리 뒤를 받치고, 오른손은 왼쪽 옆구리 쪽에 둔다.

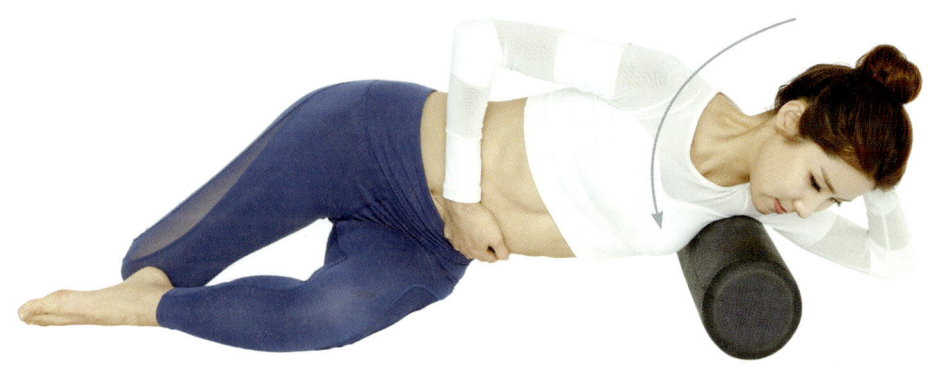

2 앞뒤로 움직이며 광배근 부분을 롤링해준다. 이때 겨드랑이 밑에서부터 척추 쪽 등 라인을 폼롤러에 누르듯이 움직인다. 반대쪽도 동일하게 실시한다.

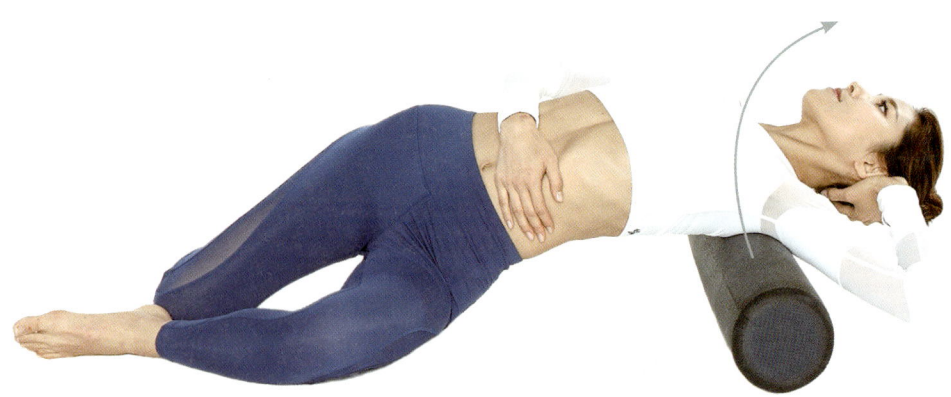

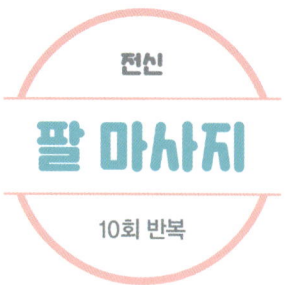

전신
팔 마사지
10회 반복

START »

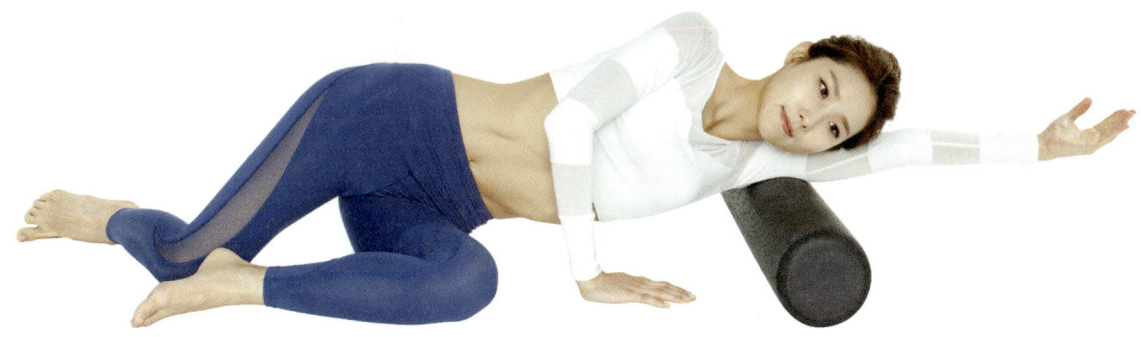

1 왼팔을 뻗어 손바닥을 하늘을 향하게 하고, 비스듬히 누운 뒤 겨드랑이 쪽에 폼롤러를 둔다.

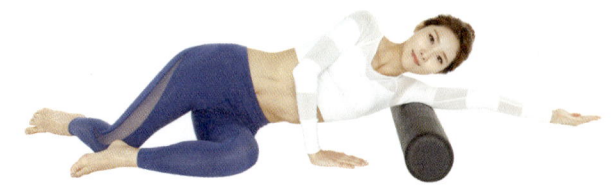

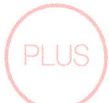 고개는 살짝 들어도 된다. 불편하거나 조금 더 자극을 느끼려면 팔에 머리를 기대어도 좋다.

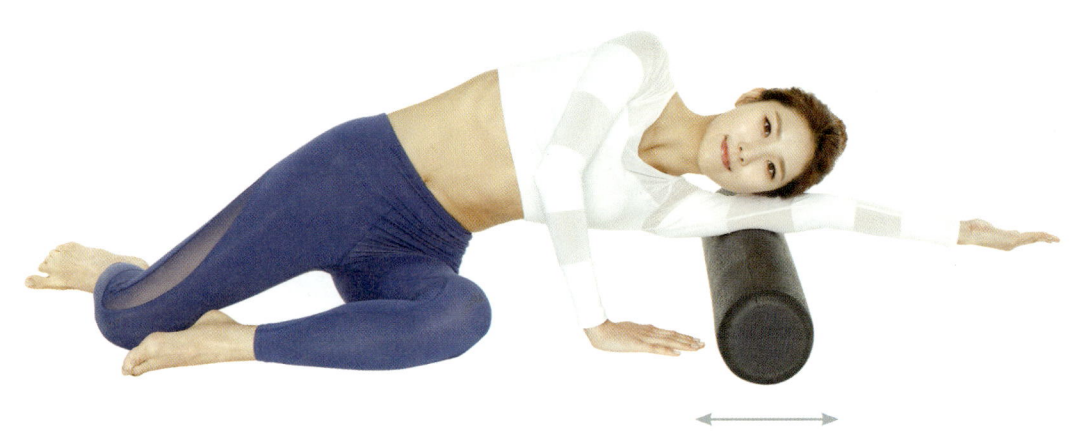

2 팔꿈치 위에서부터 겨드랑이 밑 삼두 부분을 꾹꾹 눌러 롤링한다.
반대쪽도 동일하게 실시한다.

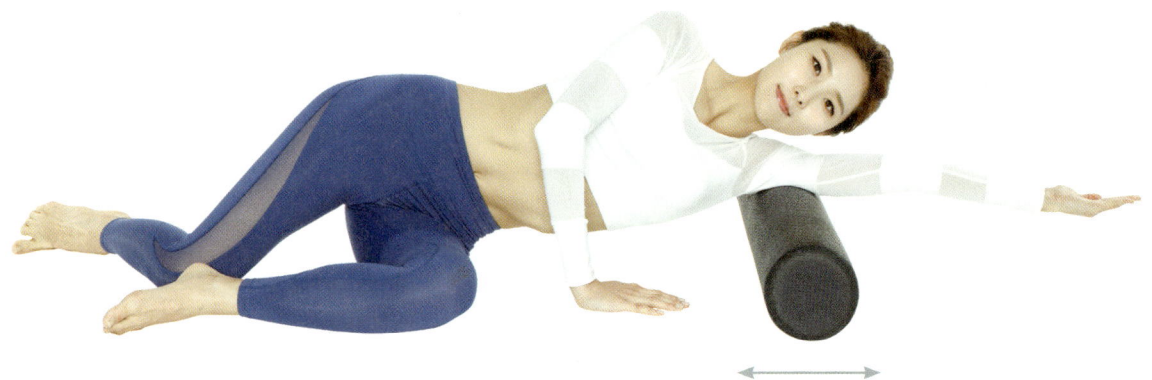

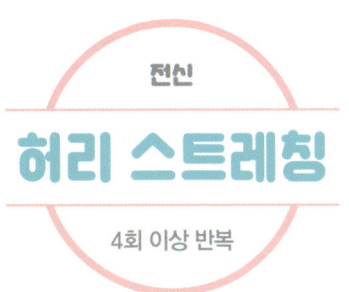

전신
허리 스트레칭
4회 이상 반복

START » 무릎을 세우고 누운 상태에서 폼롤러를 허리 밑 부분에서 엉덩이 위쪽 부분에 가로로 놓는다. 이때 양손으로 폼롤러 끝을 잡아 흔들리지 않게 고정시킨다.

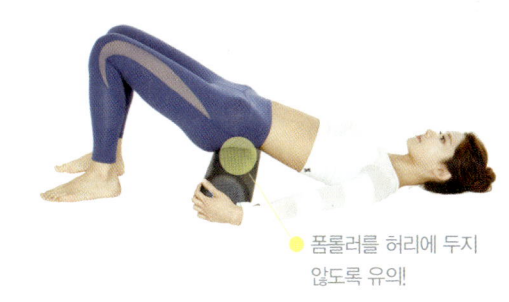

● 폼롤러를 허리에 두지 않도록 유의!

1 양쪽 무릎을 90도 각도를 유지하여 발을 들어올린다.

● 90도 각도 유지

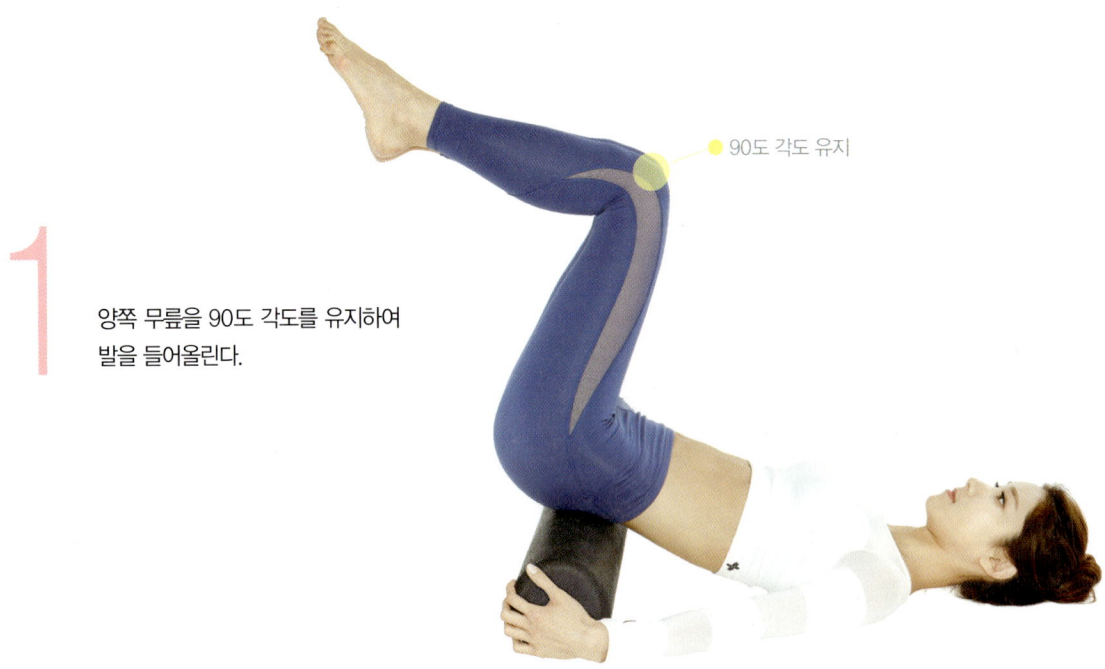

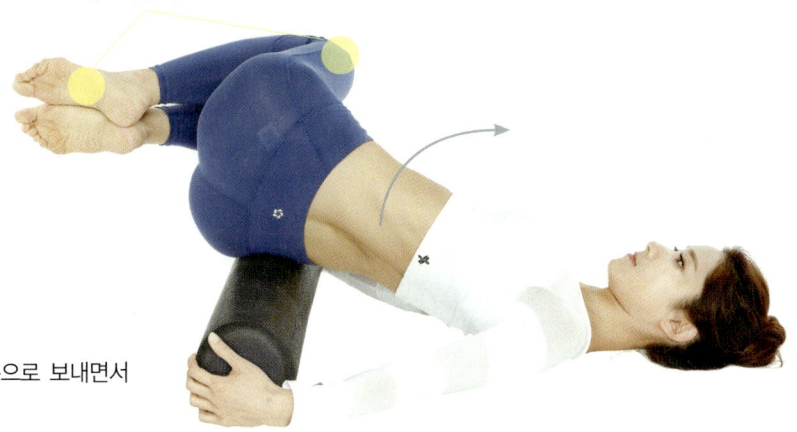

● 양쪽 무릎과 발이 떨어지지 않도록 한다.

2 숨을 내쉬며 무릎을 오른쪽으로 보내면서 왼쪽 허리를 이완시킨다.

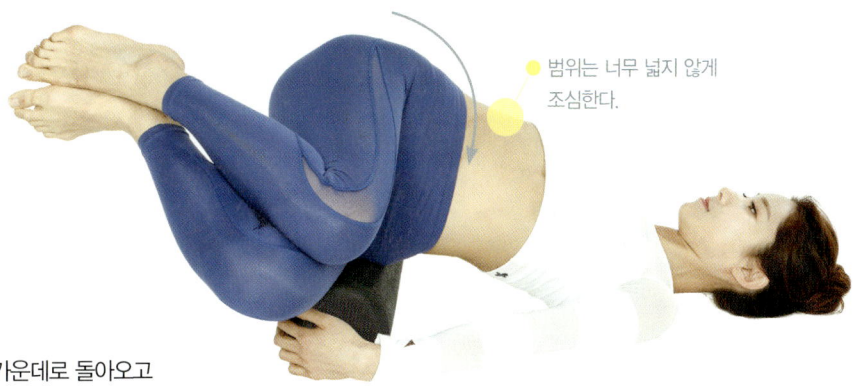

● 범위는 너무 넓지 않게 조심한다.

3 숨을 들이마시면서 가운데로 돌아오고 다시 숨을 내쉬면서 무릎을 왼쪽으로 보내면서 오른쪽 허리를 이완시킨다.

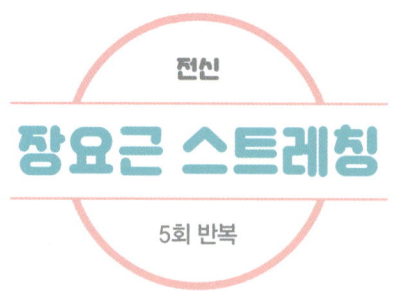

장요근 스트레칭

전신

5회 반복

START » 무릎을 세우고 누운 상태에서 폼롤러를 허리 밑 부분에서 엉덩이 위쪽 부분에 가로로 놓는다. 이때 양손으로 폼롤러 끝을 잡아 흔들리지 않게 고정시킨다.

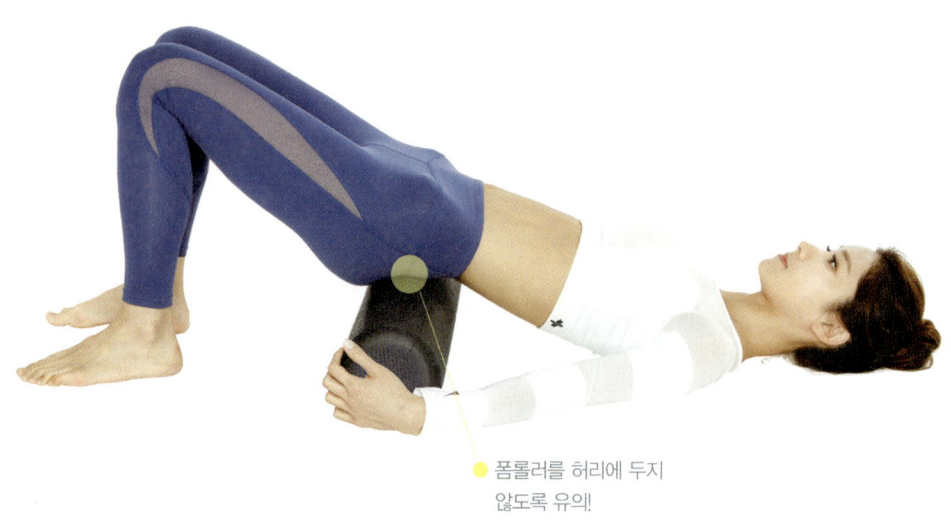

● 폼롤러를 허리에 두지 않도록 유의!

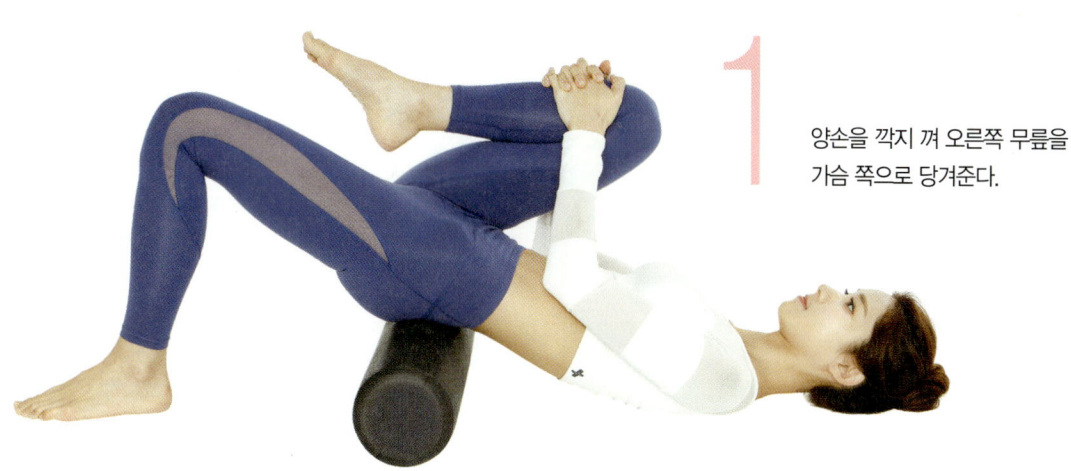

1 양손을 깍지 껴 오른쪽 무릎을 가슴 쪽으로 당겨준다.

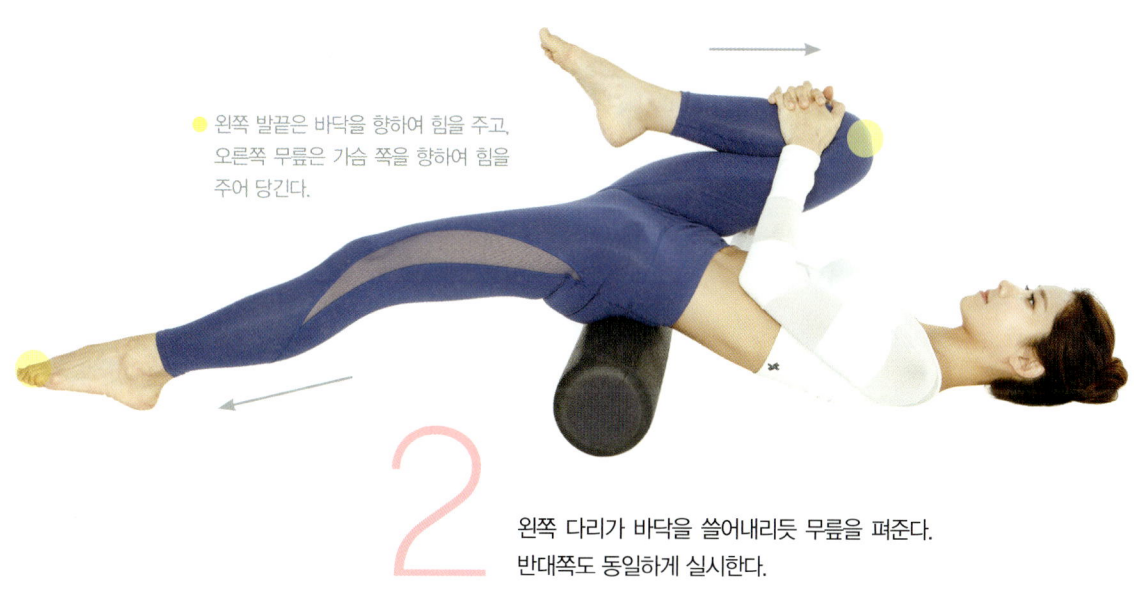

● 왼쪽 발끝은 바닥을 향하여 힘을 주고, 오른쪽 무릎은 가슴 쪽을 향하여 힘을 주어 당긴다.

2 왼쪽 다리가 바닥을 쓸어내리듯 무릎을 펴준다. 반대쪽도 동일하게 실시한다.

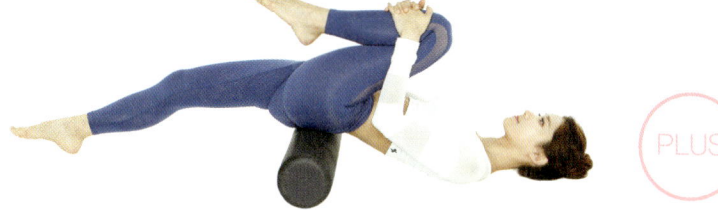

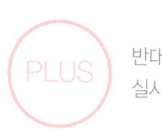 반대쪽 다리 실시 모습

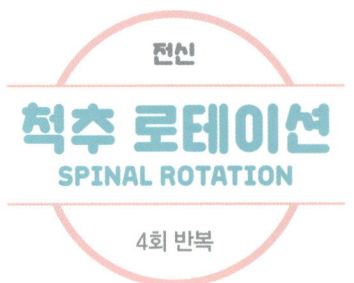

전신
척추 로테이션
SPINAL ROTATION
4회 반복

1 폼롤러를 왼쪽 다리 옆에 두고 눕는다.

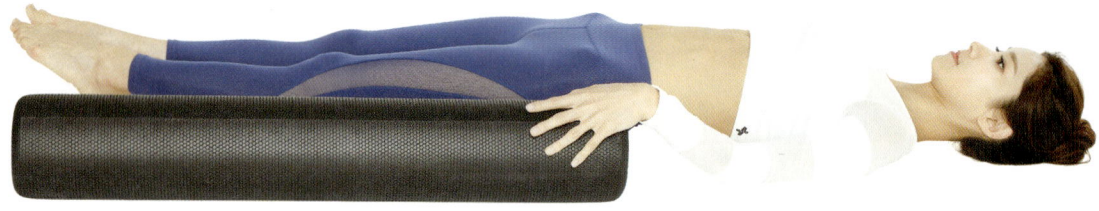

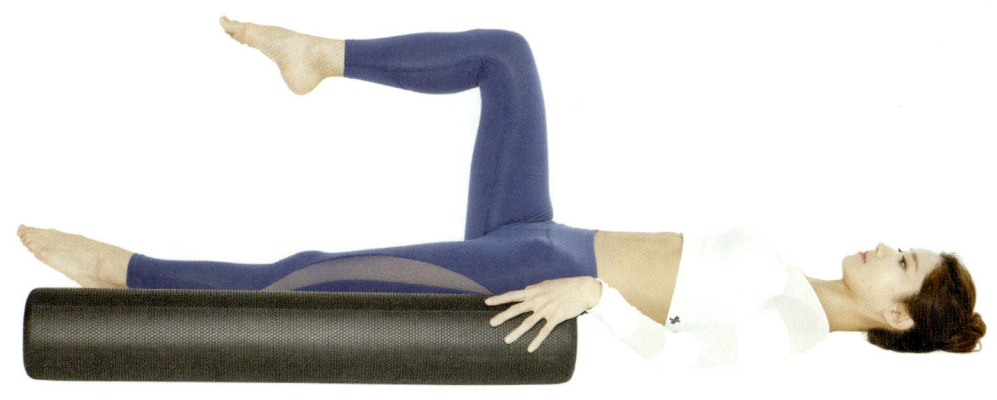

2 오른쪽 무릎을 90도 각도로 구부린 상태에서 폼롤러 쪽으로 이동시킨다.

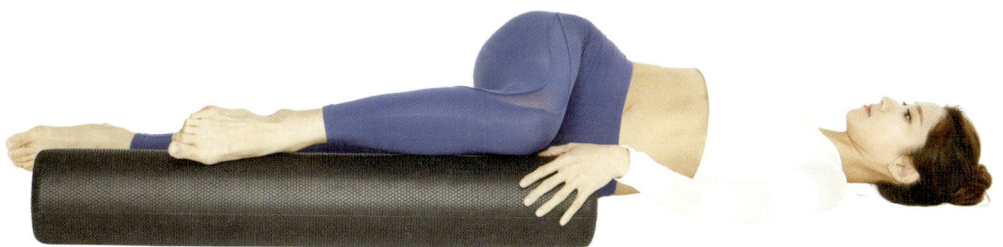

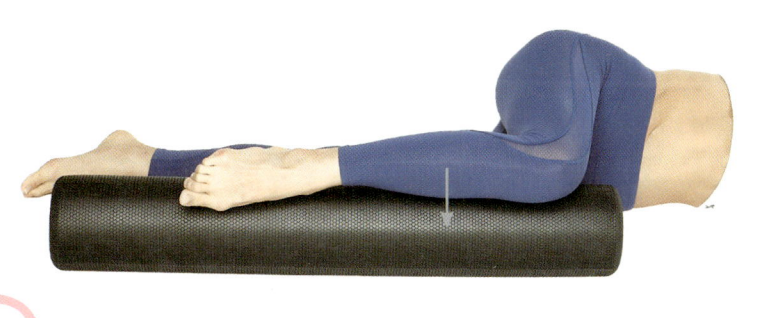 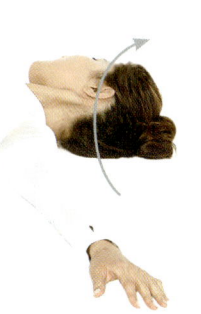

3 양팔을 어깨높이로 쭉 뻗은 다음 천천히 숨을 내쉬며 폼롤러를 더 밀어내고 고개는 반대쪽으로 돌린다. 반대방향으로도 실시한다.

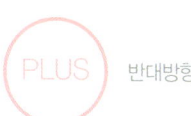 반대방향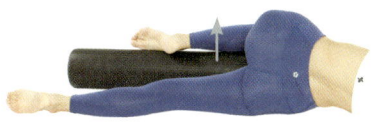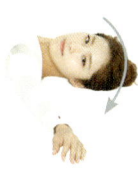

전신

전신 스트레칭

5~10회 반복

START》 어깨너비 정도로 발을 벌리고 서서 상체를 숙여 폼롤러 위에 손을 댄다.

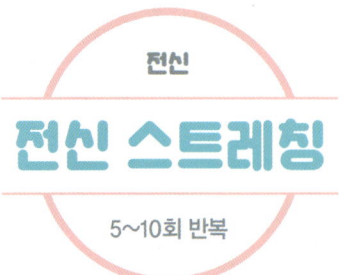

● 무릎은 굽히지 않는다.

1

시작자세에서 숨을 내쉬며 오른쪽 왼쪽 번갈아가며 무릎을 구부리되, 한쪽 무릎을 구부릴 때 반대쪽 무릎은 굽히지 않는다.

10회 반복

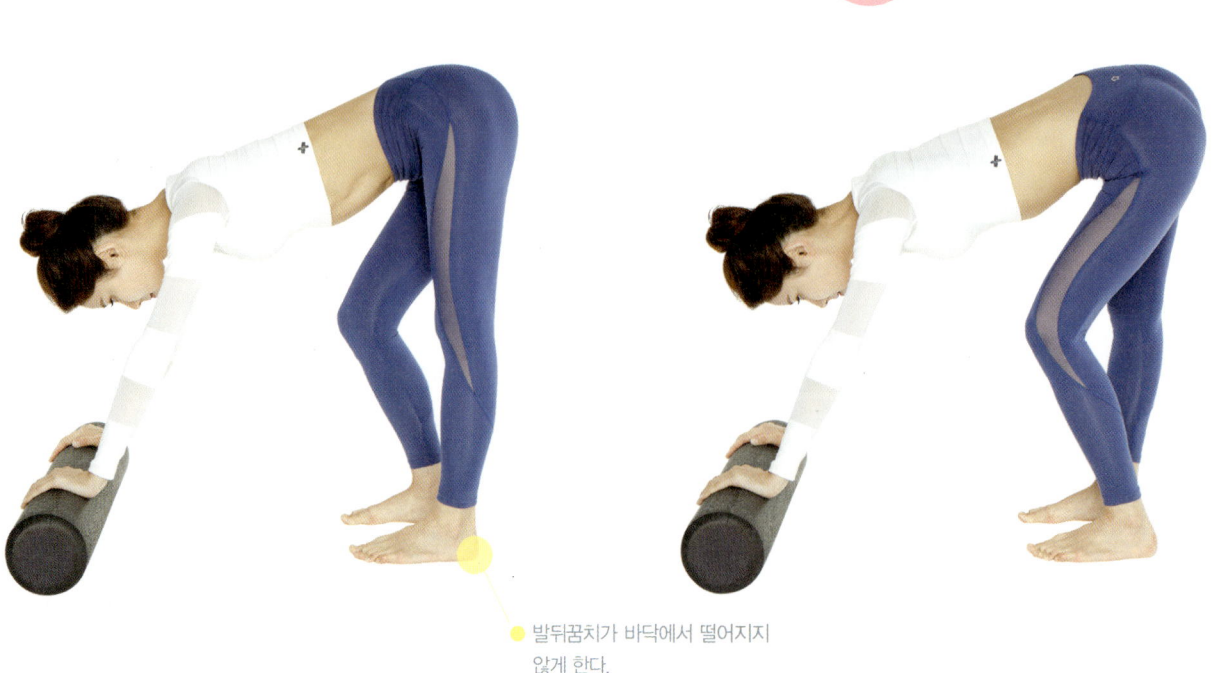

● 발뒤꿈치가 바닥에서 떨어지지 않게 한다.

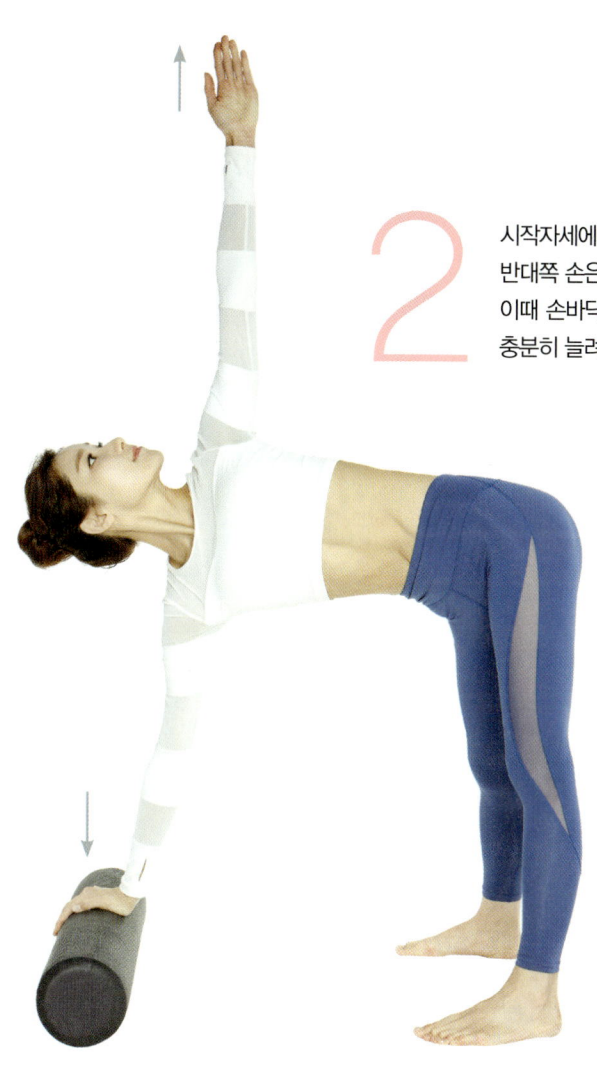

2

시작자세에서 한손은 폼롤러 가운데를 짚고, 숨을 내쉬며 반대쪽 손은 천천히 반원을 그리며 천장 쪽으로 뻗어준다. 이때 손바닥과 천장 쪽에 뻗어있는 손이 서로 멀어지도록 충분히 늘려준다.

5회 반복

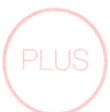 PLUS 좀 더 유연한 사람은 천장 쪽에서 반대쪽으로 넘어가며 가슴과 어깨를 더 시원하게 열어준다.

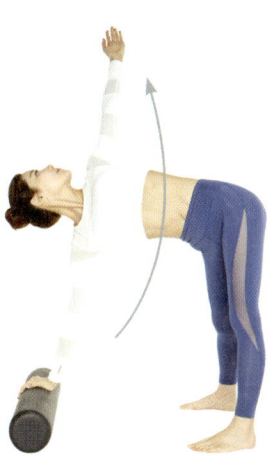

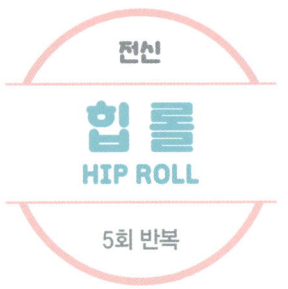

전신

힙 롤
HIP ROLL

5회 반복

START »

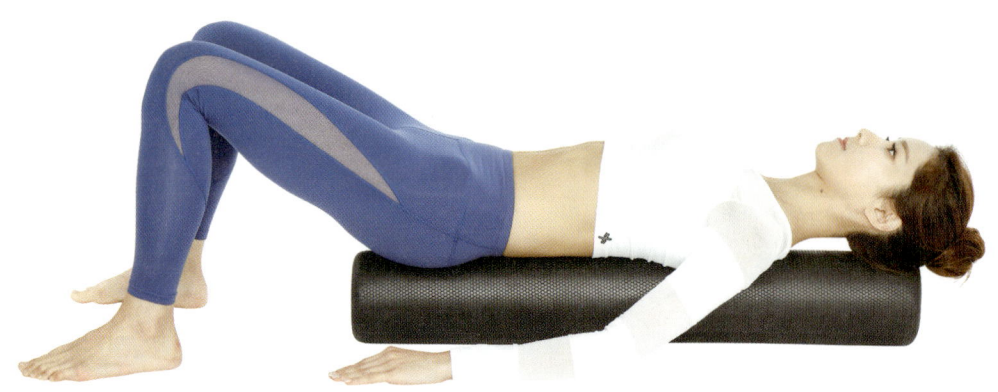

1

폼롤러를 세로로 두고 폼롤러 위에 눕고 양쪽 손바닥은 바닥을 짚는다.

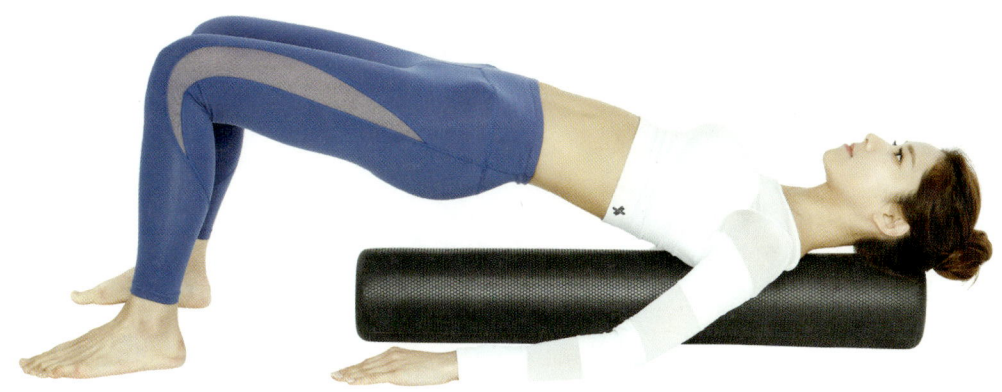

2 숨을 내쉬면서 꼬리뼈부터 말아서 엉덩이-허리-등 순으로 들어올린다.

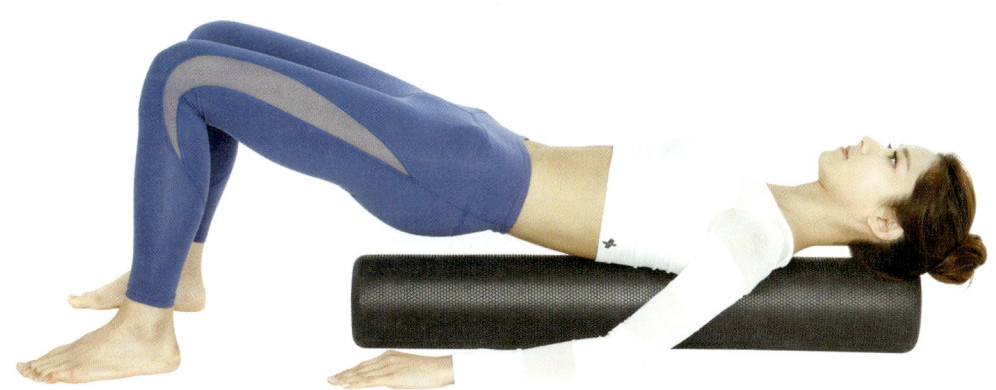

3 숨을 들이마시셨다가 다시 내쉬면서 반대로 등-허리-엉덩이 순으로 폼롤러에 몸을 내린다. 이때 폼롤러와 척추가 일직선이 되도록 집중한다.

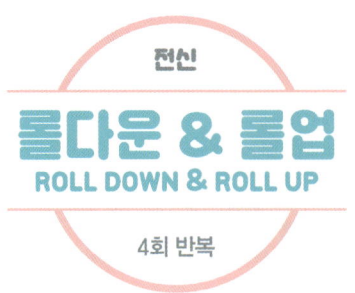

전신
롤다운 & 롤업
ROLL DOWN & ROLL UP
4회 반복

START »

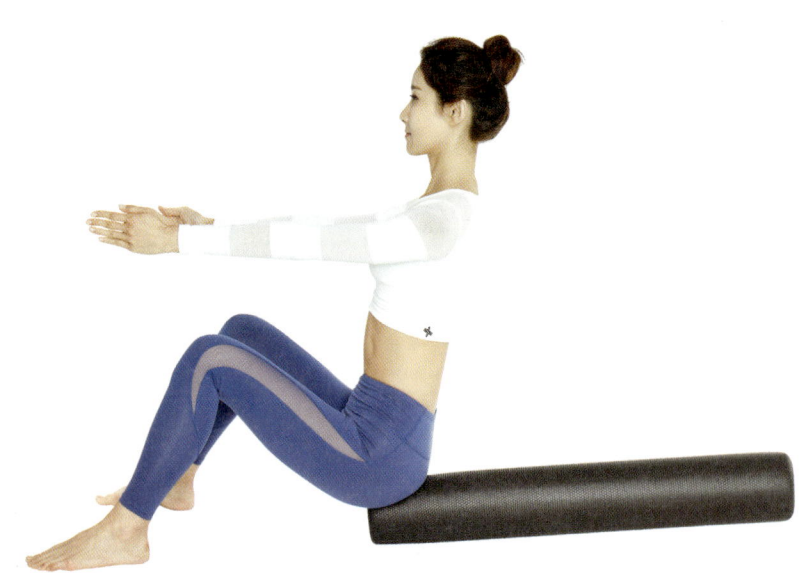

1

양팔은 나란히 앞으로 하고 무릎은 어깨너비 정도로 벌려서 폼롤러 끝에 앉는다.

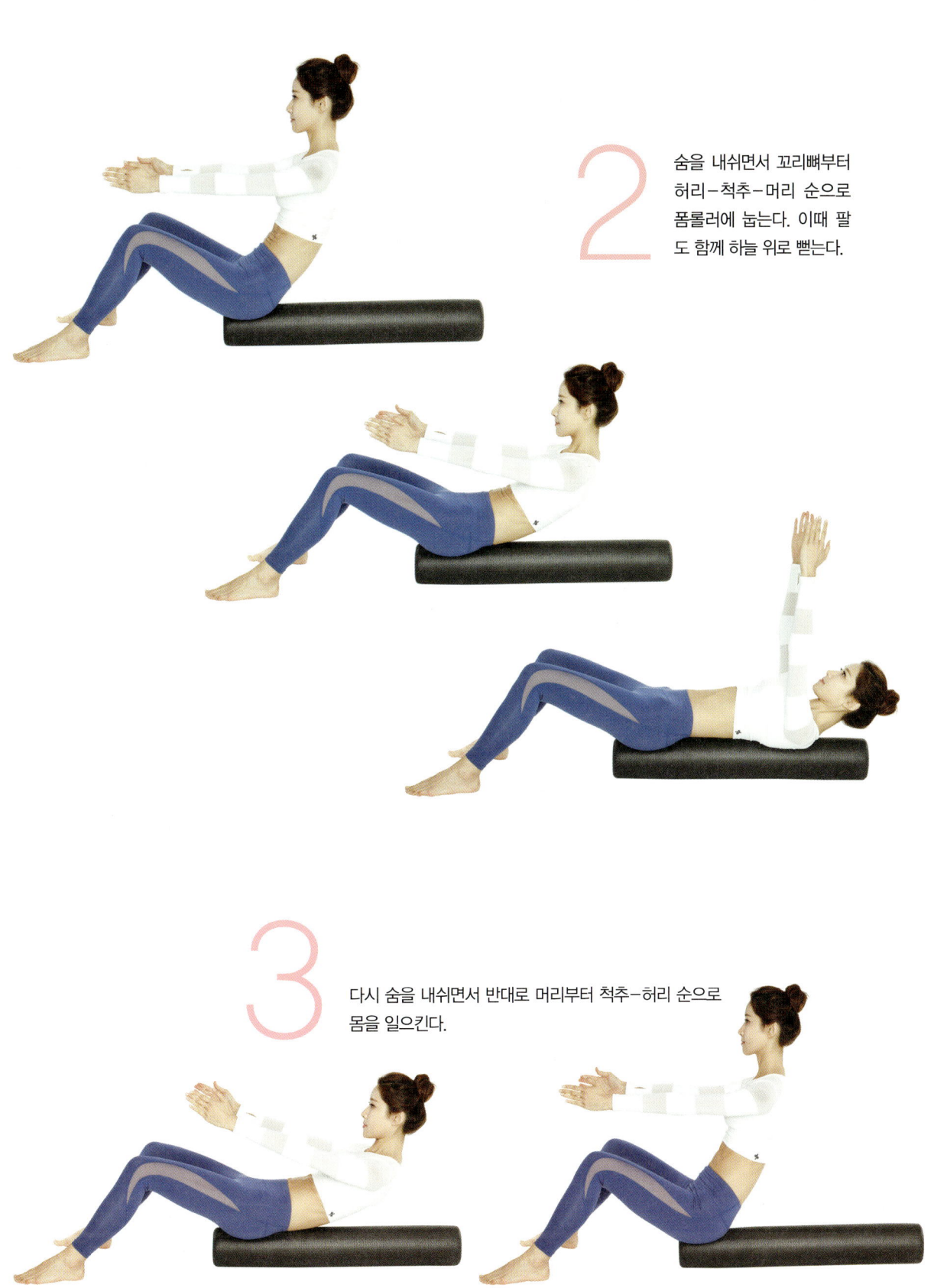

2 숨을 내쉬면서 꼬리뼈부터 허리-척추-머리 순으로 폼롤러에 눕는다. 이때 팔도 함께 하늘 위로 뻗는다.

3 다시 숨을 내쉬면서 반대로 머리부터 척추-허리 순으로 몸을 일으킨다.

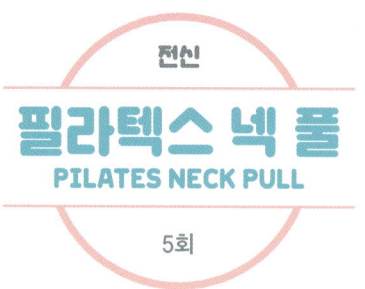

전신
필라텍스 넥 풀
PILATES NECK PULL
5회

START »

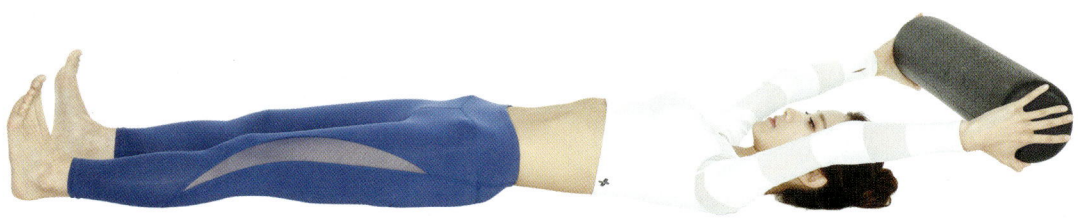

1 양발은 어깨너비 정도로 벌려 똑바로 눕는다. 발끝은 몸 쪽으로 당기고 양손을 위로 올려 폼롤러 끝을 잡는다.

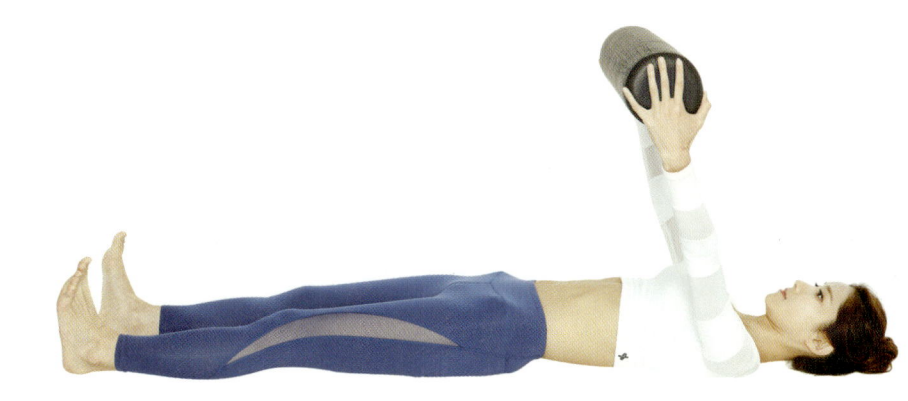

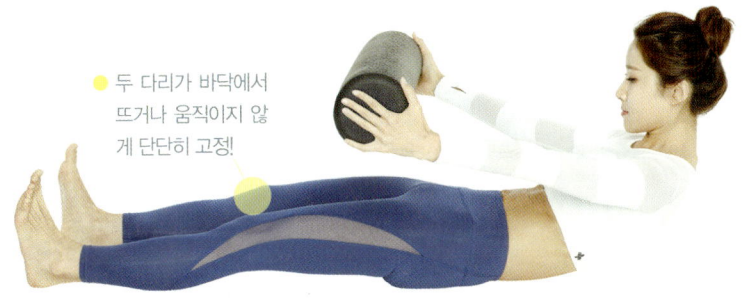

● 두 다리가 바닥에서 뜨거나 움직이지 않게 단단히 고정!

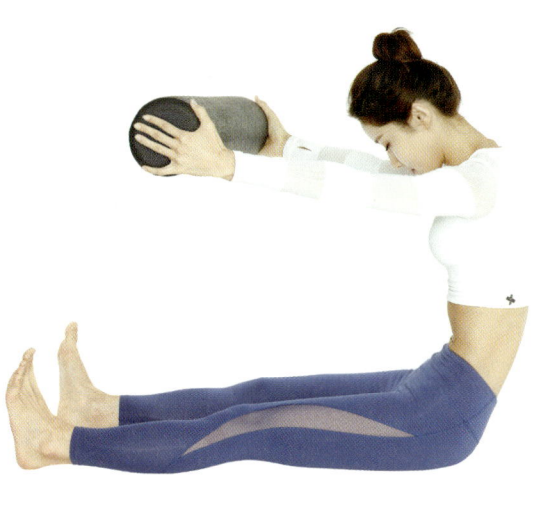

2 숨을 들이마시면서 폼롤러를 몸 쪽으로 끌어오고, 숨을 내쉬면서 머리-등-허리 순으로 상체를 들어올린다. 이후 숨을 내쉬며 허리-등-머리 순으로 차례대로 바닥에 눕는다. 이때 바닥에 뚝 떨어지지 않게 복부 힘을 최대한 줘서 천천히 내려간다.

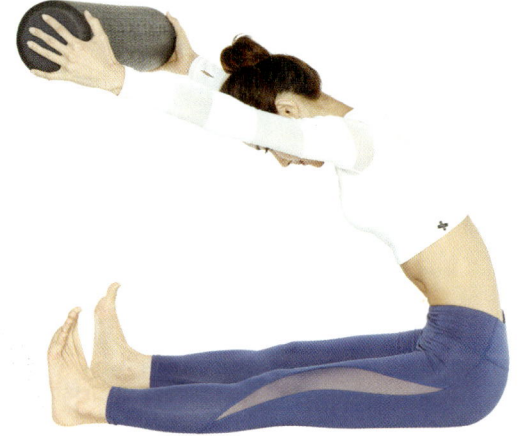

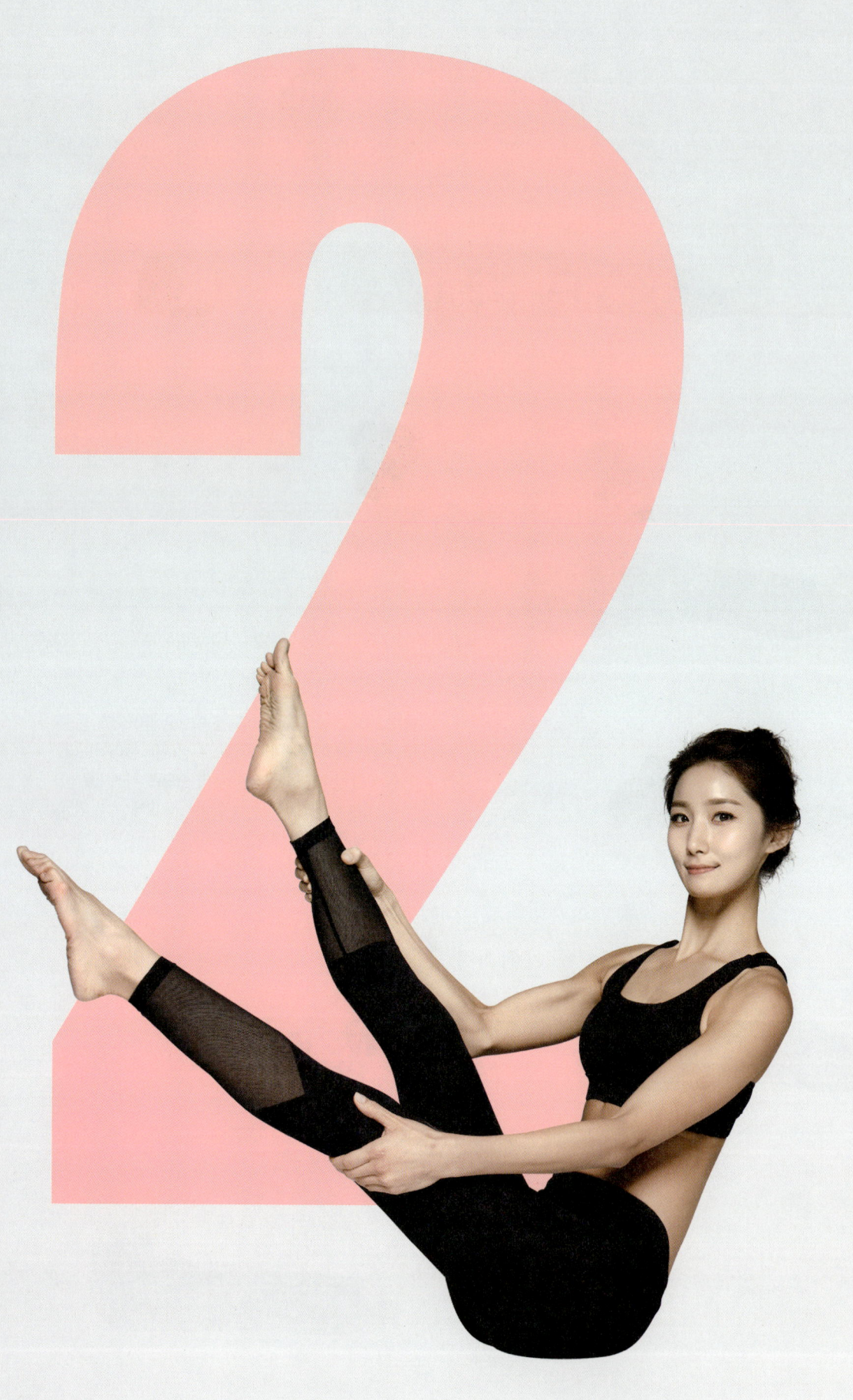

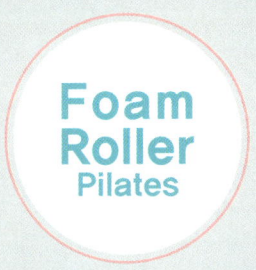

늘씬한 하체 만들기

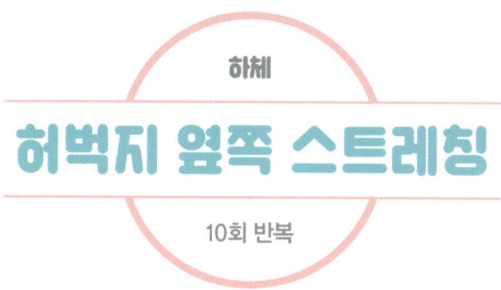

하체
허벅지 옆쪽 스트레칭
10회 반복

START »

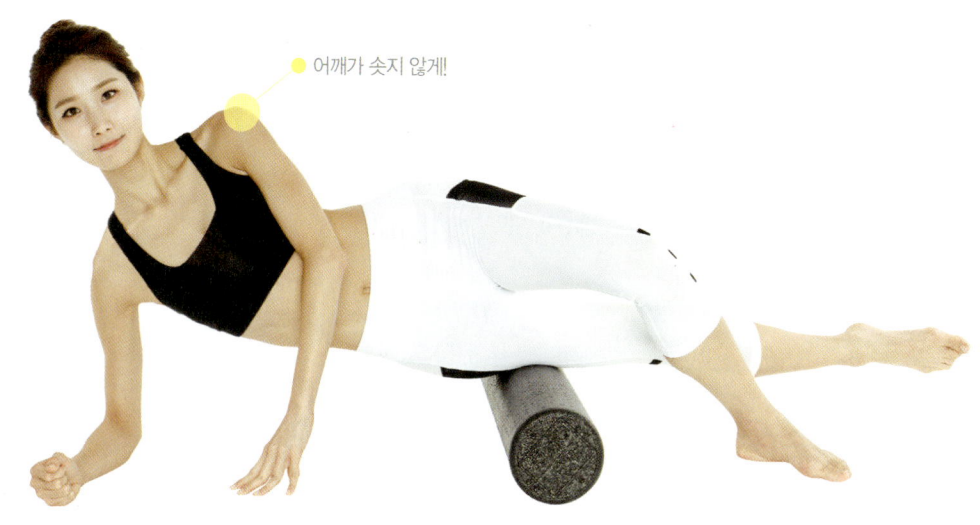

어깨가 솟지 않게!

1 폼롤러를 허벅지 가운데 두고 옆으로 눕는다. 이때 어깨와 일직선을 이루게 팔꿈치를 구부려 몸을 지탱하고 폼롤러에 닿지 않는 다리를 접어 바닥을 짚는다.

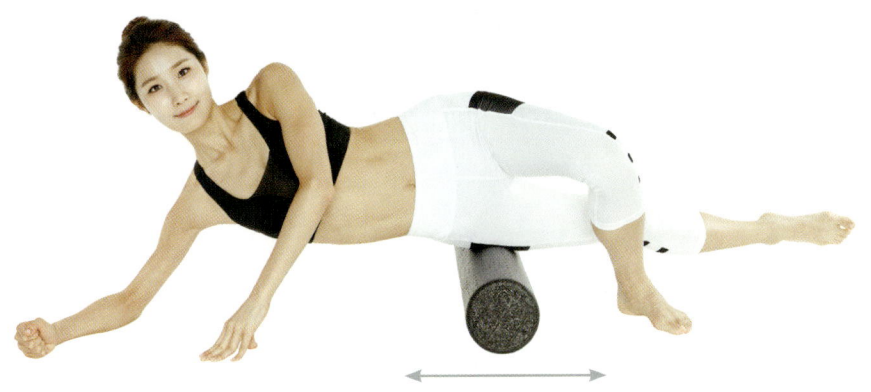

2 위아래로 폼롤러를 롤링하며 허벅지 옆쪽을 꾹꾹 눌러 이완시킨다. 반대쪽도 동일하게 실시한다.

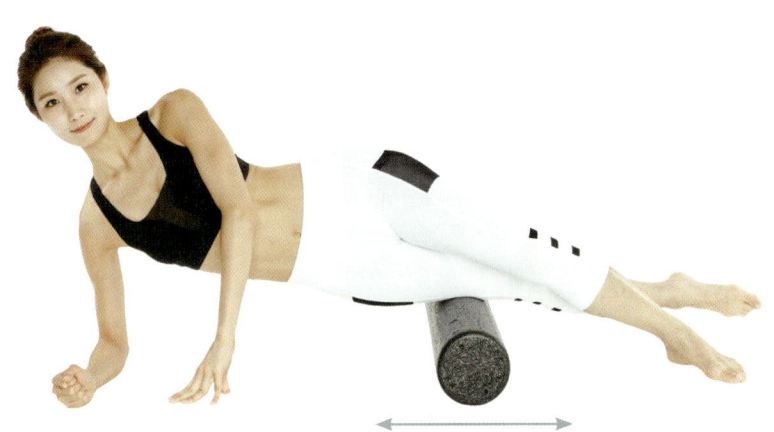

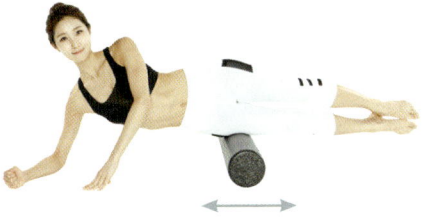

PLUS 좀 더 강한 자극을 원한다면 위에 있는 다리를 펴서 롤링해준다.

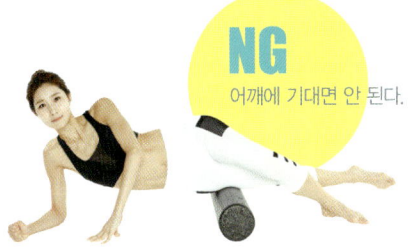

NG 어깨에 기대면 안 된다.

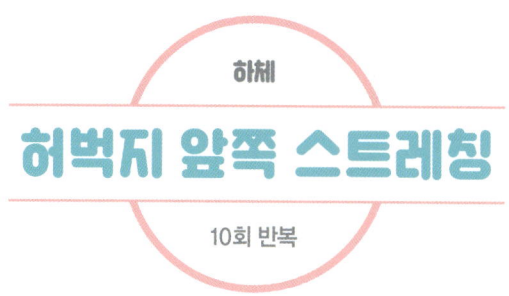

하체
허벅지 앞쪽 스트레칭
10회 반복

START »

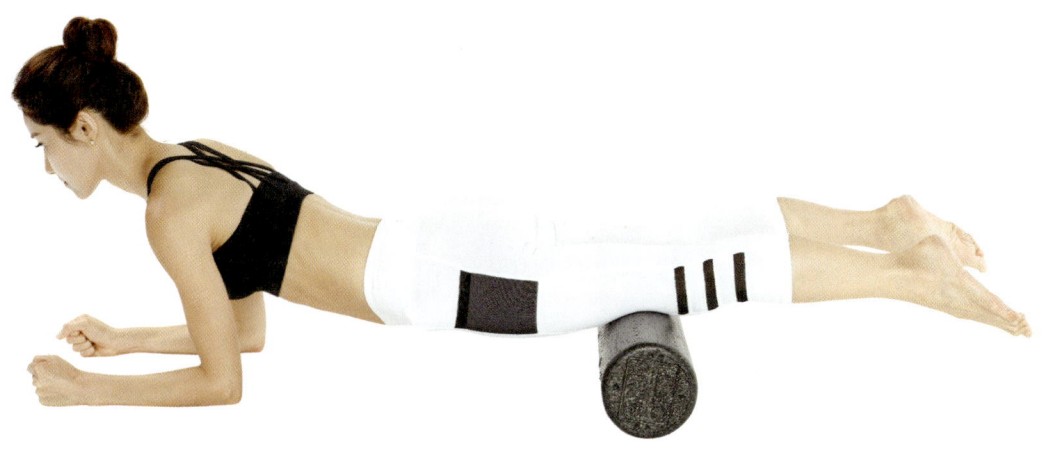

1

폼롤러 위에 허벅지 앞쪽을 대고 양쪽 팔꿈치를 구부린 상태에서 엎드린다.

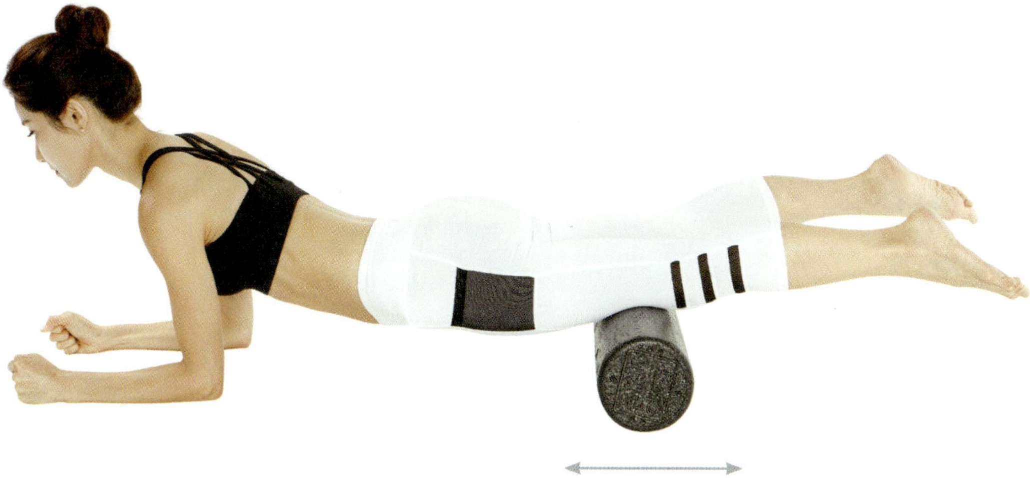

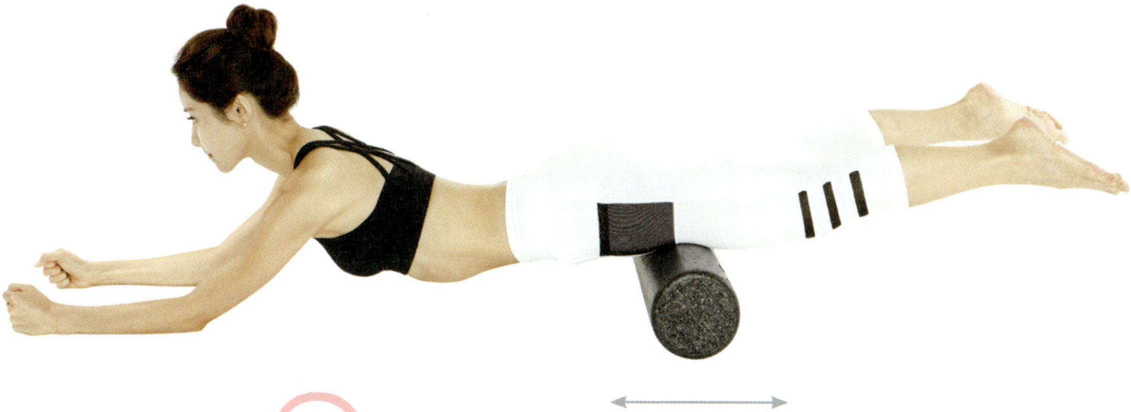

2
몸을 앞뒤로 움직이며 폼롤러를 무릎 위에서부터 서혜부 쪽으로 꾹꾹 눌러 롤링해준다.

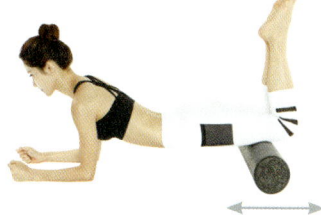

PLUS 좀 더 강한 자극을 원할 때는 무릎을 구부리고 실시한다.

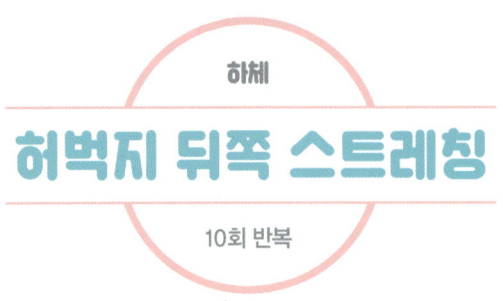

하체
허벅지 뒤쪽 스트레칭
10회 반복

START »

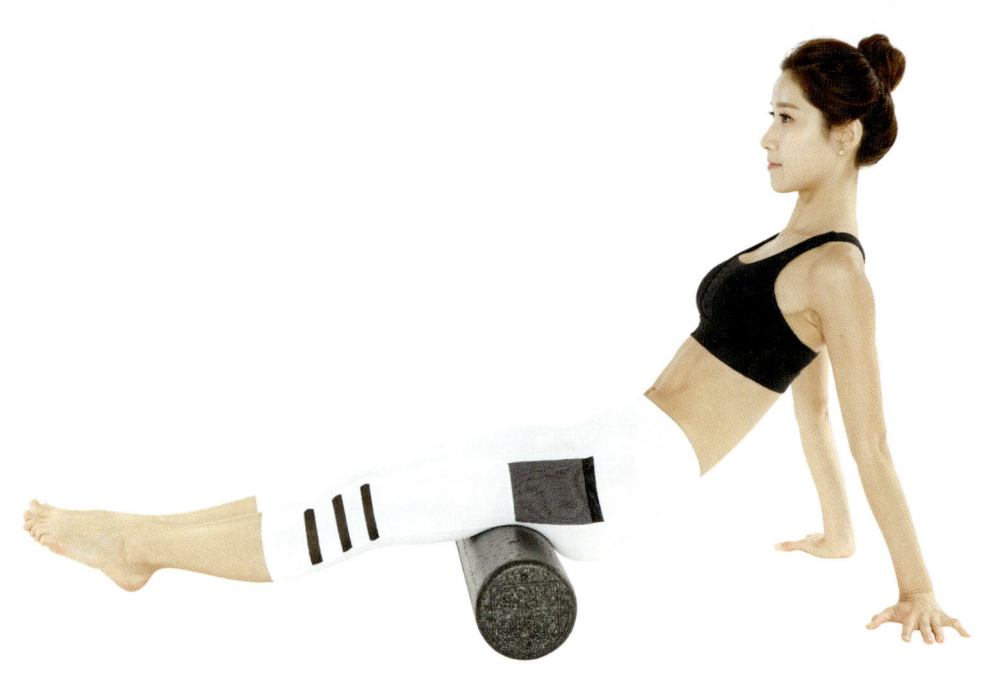

1 폼롤러를 엉덩이 밑쪽에 대고 양손은 뒤를 짚고 앉는다.
이때 어깨에 기대지 않게 주의한다.

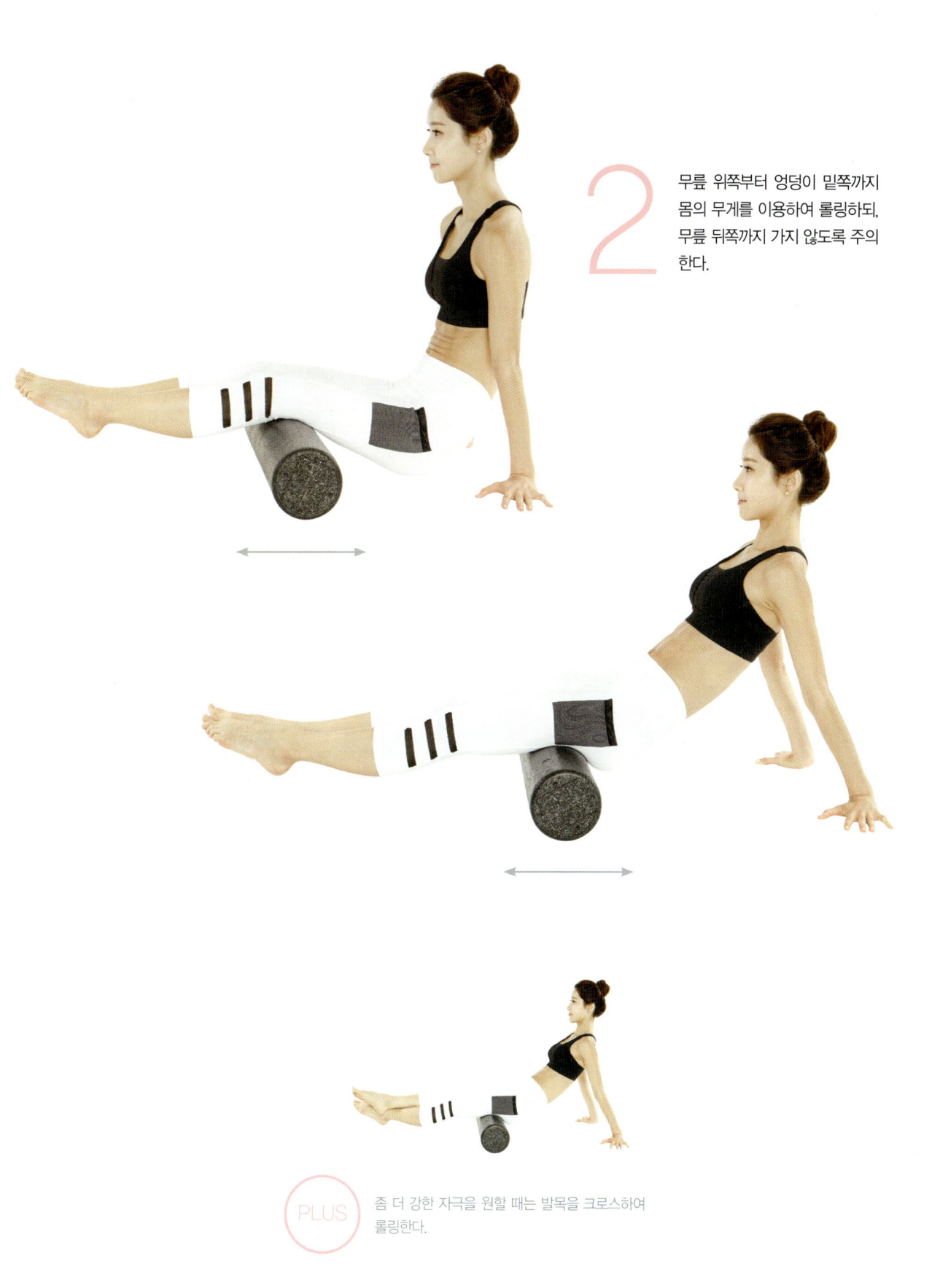

2 무릎 위쪽부터 엉덩이 밑쪽까지 몸의 무게를 이용하여 롤링하되, 무릎 뒤쪽까지 가지 않도록 주의한다.

PLUS 좀 더 강한 자극을 원할 때는 발목을 크로스하여 롤링한다.

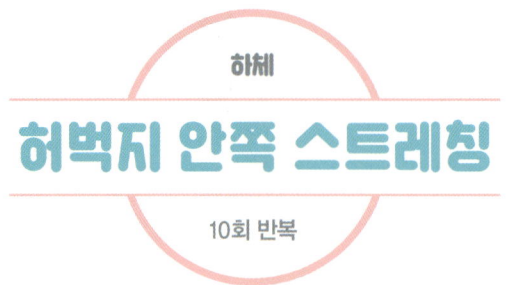

하체
허벅지 안쪽 스트레칭
10회 반복

START »

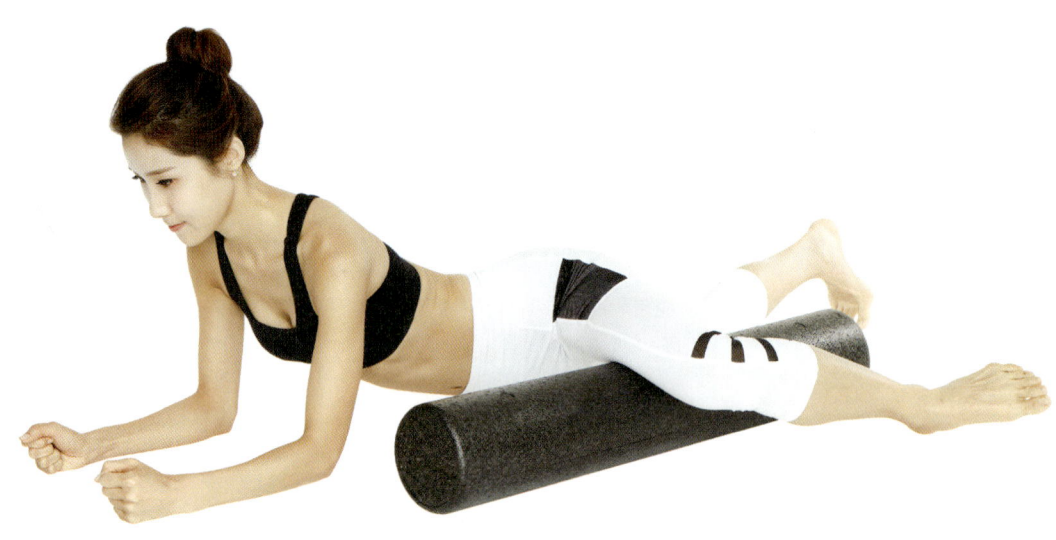

1 양팔을 어깨너비로 벌려 팔꿈치를 대고 엎드린 뒤 폼롤러를 허벅지 안쪽에 세로로 댄다.

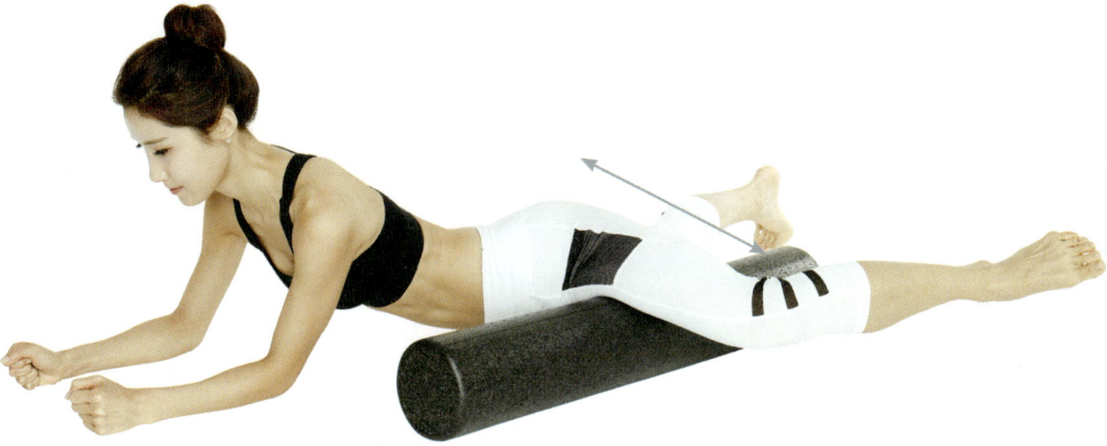

2

허벅지를 좌우로 천천히 왔다갔다 롤링하며 허벅지 안쪽을 이완시켜준다.

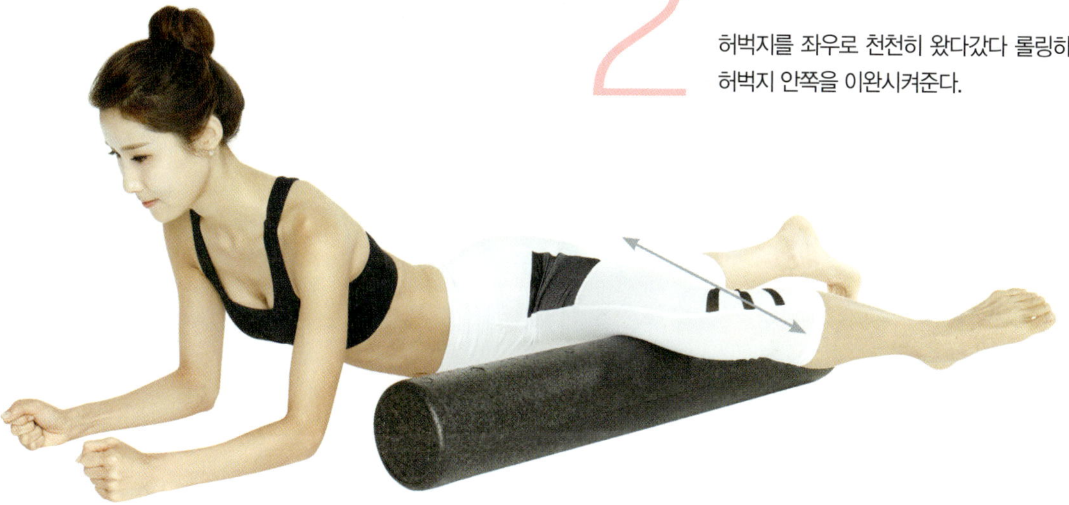

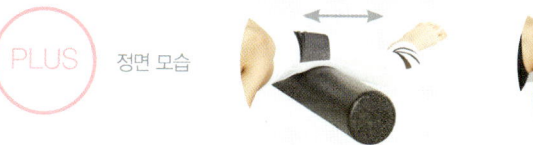 PLUS 정면 모습

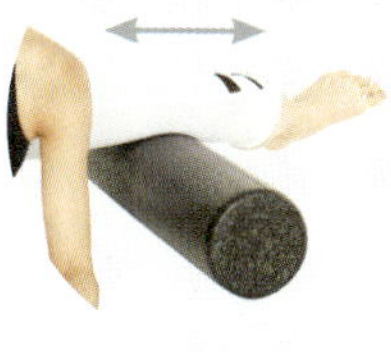

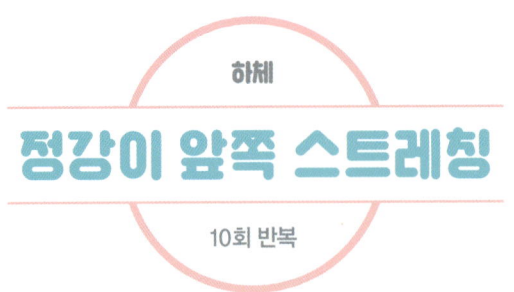

하체
정강이 앞쪽 스트레칭
10회 반복

START »

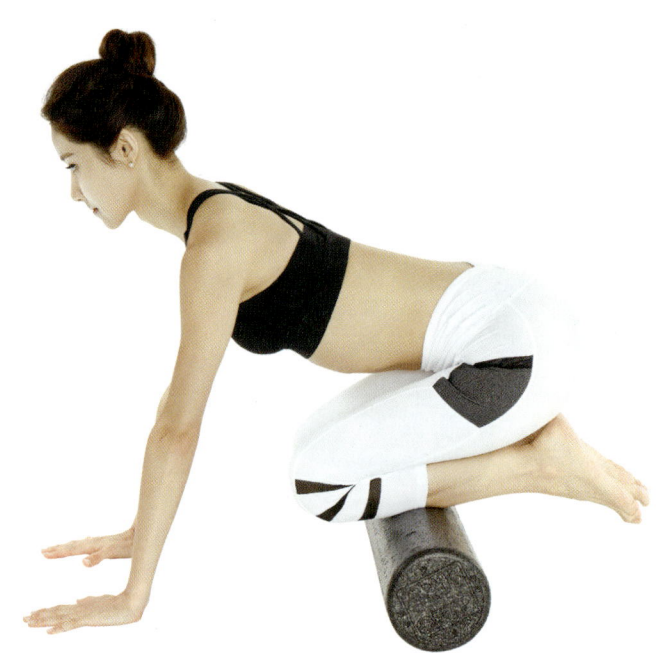

1

폼롤러 위에 정강이를 대고 무릎을 꿇고 앉아 양손은 바닥을 짚는다.

2

발목에서부터 무릎 밑까지 꾹꾹 눌러 롤링하여 뭉친 부분을 풀어준다.

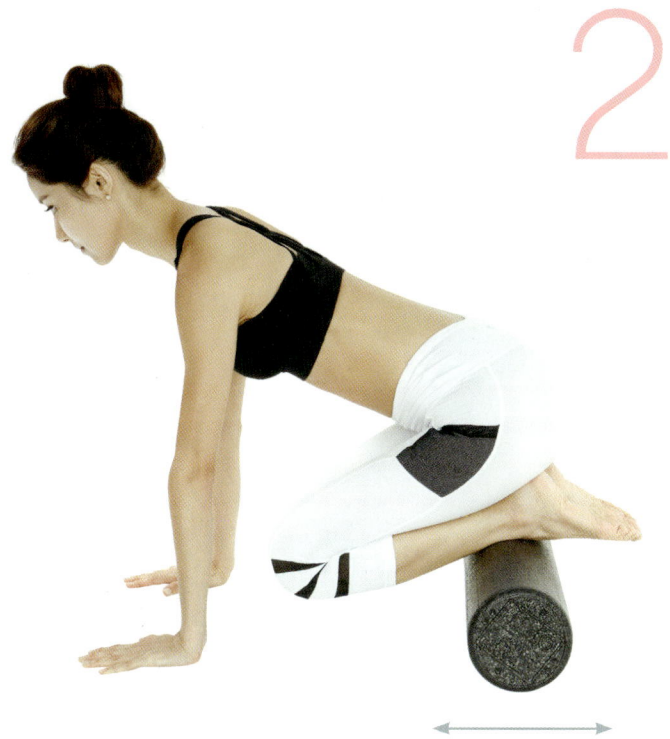

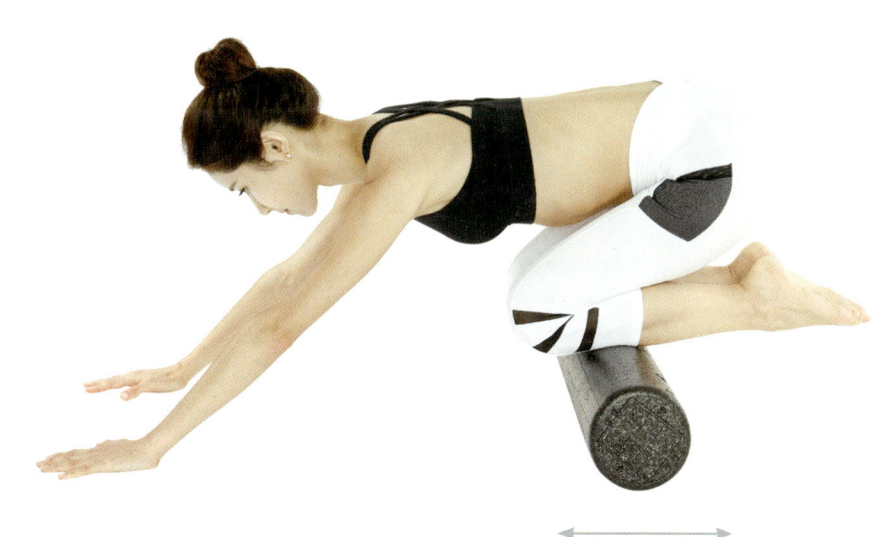

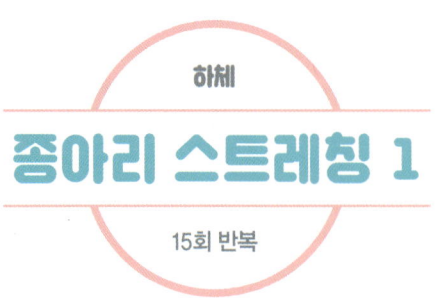

하체
종아리 스트레칭 1
15회 반복

START »

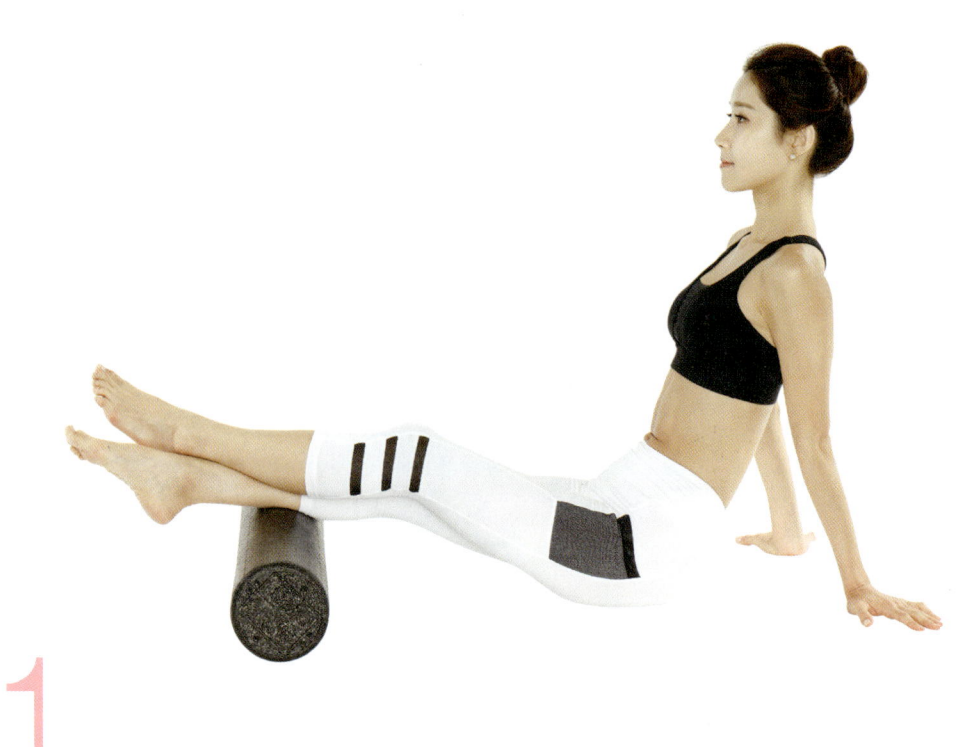

1 발목을 크로스하여 종아리를 폼롤러 가운데에 댄다.

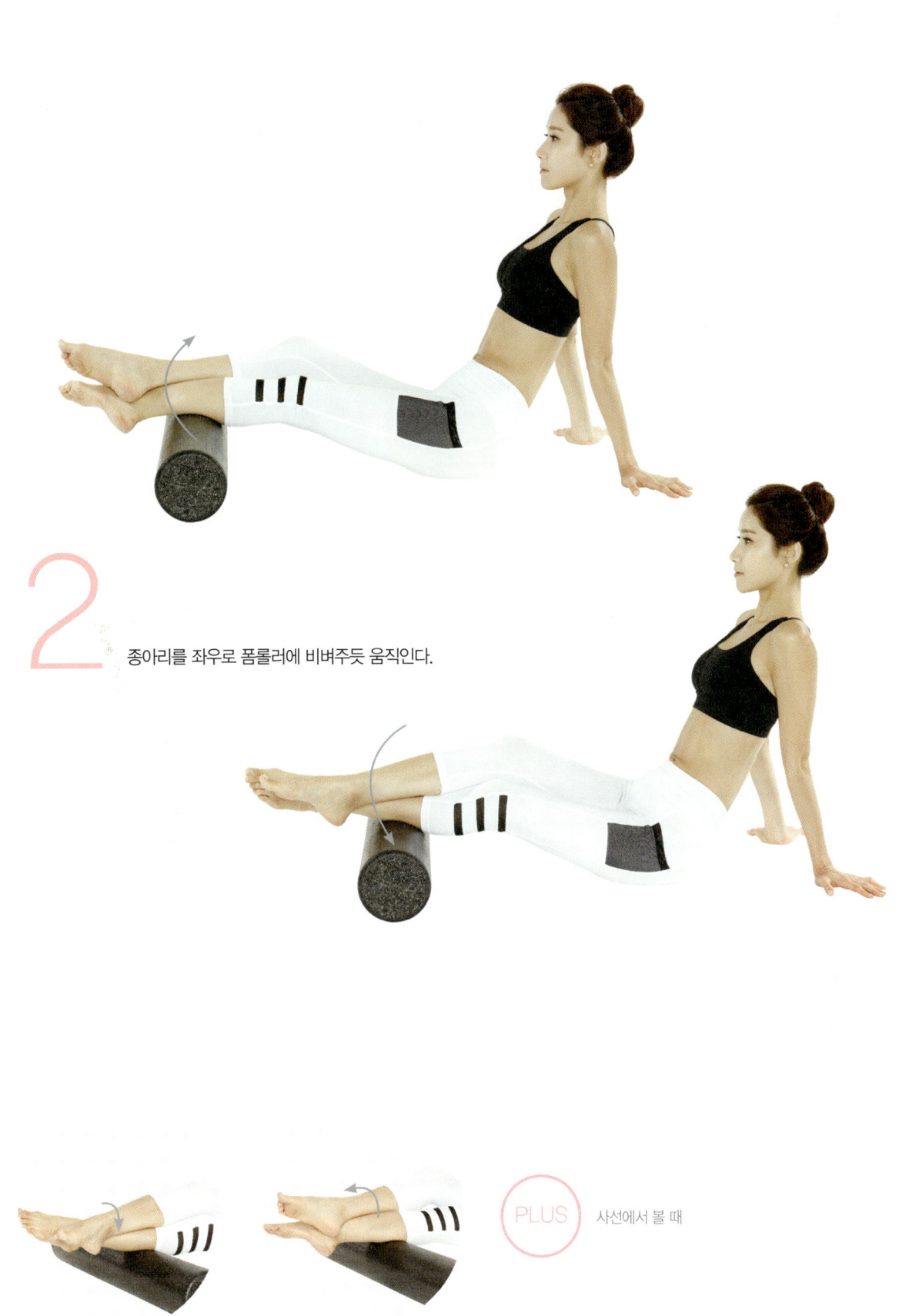

2 종아리를 좌우로 폼롤러에 비벼주듯 움직인다.

PLUS 사선에서 볼 때

하체

종아리 스트레칭 2

5회 반복

START »

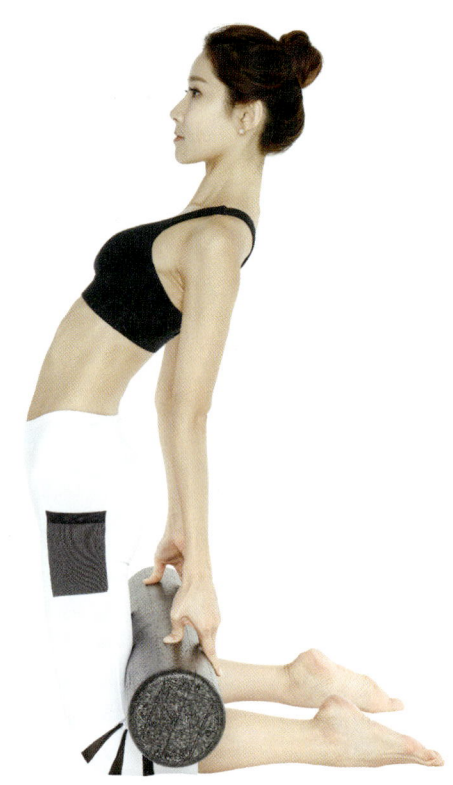

1 무릎 꿇고 상체를 세워서 앉은 상태에서 폼롤러를 무릎 뒤쪽에 놓는다.

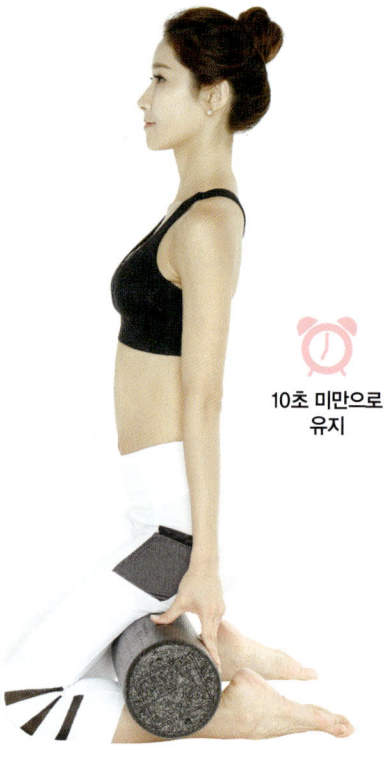

10초 미만으로 유지

2 양손으로 폼롤러를 잡아 고정시킨 상태에서 천천히 폼롤러 위에 앉는다.

3

양팔을 앞으로 모으고 엉덩이를 좌우로 왔다갔다 하며 종아리 알 부분을 풀어준다.

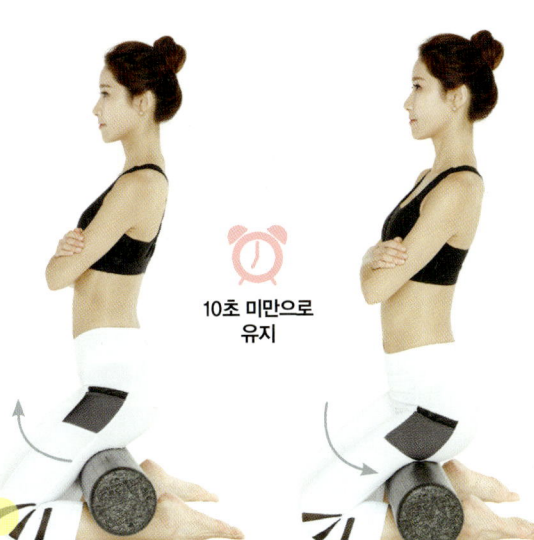

10초 미만으로 유지

● 무릎이 안 좋은 사람은 이 동작을 피한다. 또한 되도록 두꺼운 매트 또는 수건을 깔아 무릎을 보호해 준다.

4

폼롤러를 아킬레스건 부분까지 내려 다시 한 번 앉아 아킬레스건을 지압한다.

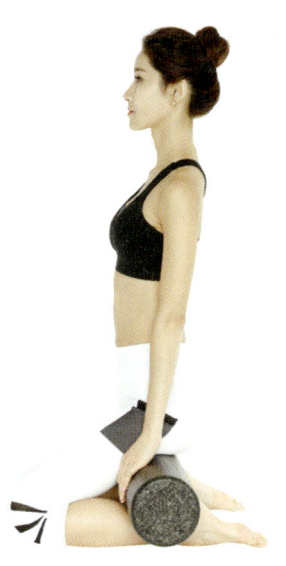 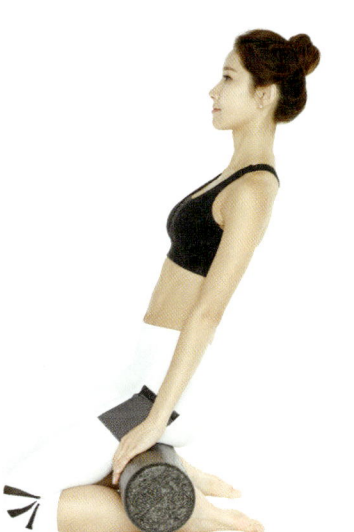

3초 정도 유지

5

한 손씩 뒤로 뻗어 바닥을 짚고 어깨를 활짝 펴고 가슴을 이완시켜준다.

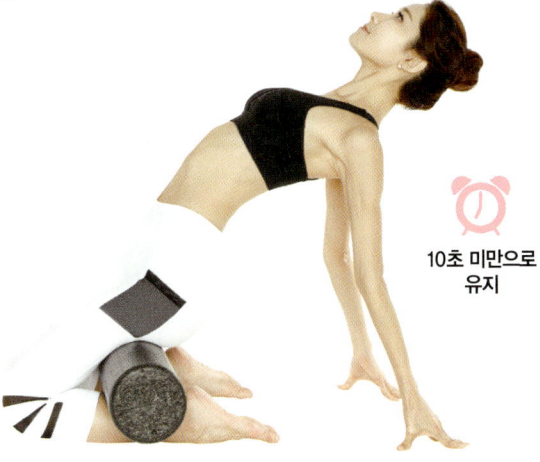

10초 미만으로 유지

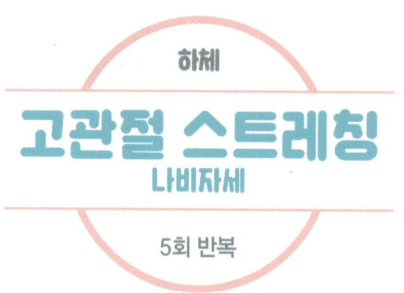

하체
고관절 스트레칭
나비자세
5회 반복

START »

1 양쪽 발바닥을 마주대고 앉아 폼롤러 위에 손을 올려둔다.

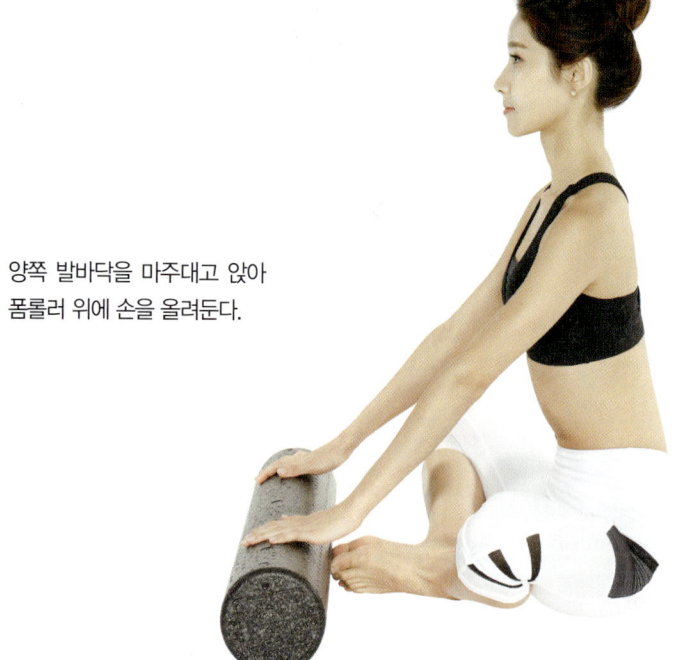

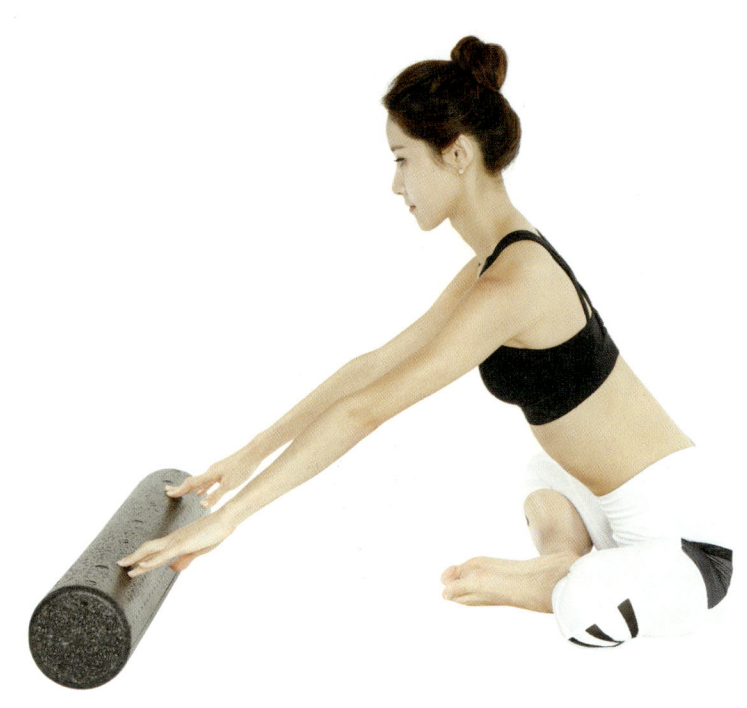

2 무릎을 최대한 바닥 쪽으로 누르며 폼롤러를 굴리며 상체를 앞으로 보낸다. 숨을 들이마시며 제자리로 돌아온다.

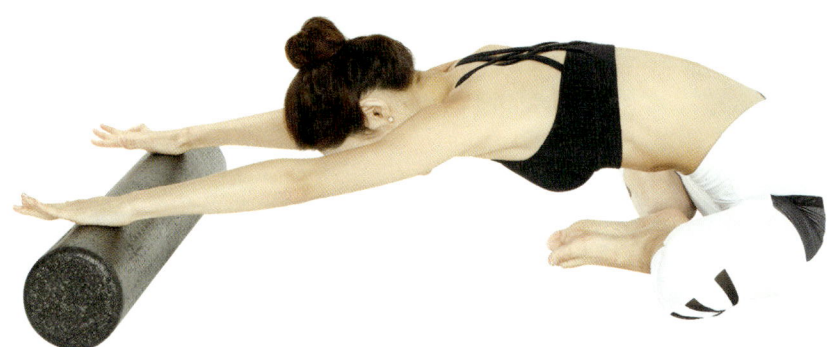

하체
허벅지 앞쪽 늘려주기
5회 반복

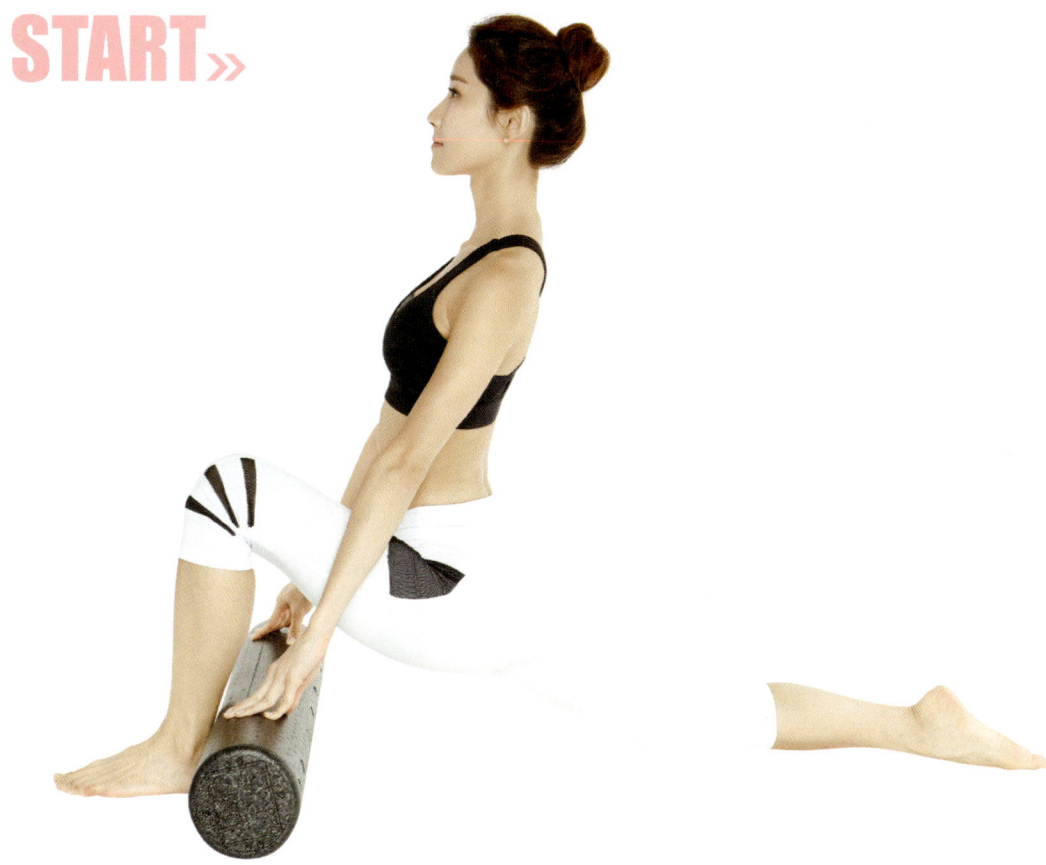

START »

1 한쪽 다리 무릎은 90도로 구부리고 다른쪽 다리는 뒤로 길게 뻗는다. 폼롤러는 구부린 다리의 뒤꿈치에 가로로 놓고 양손으로 폼롤러를 짚는다.

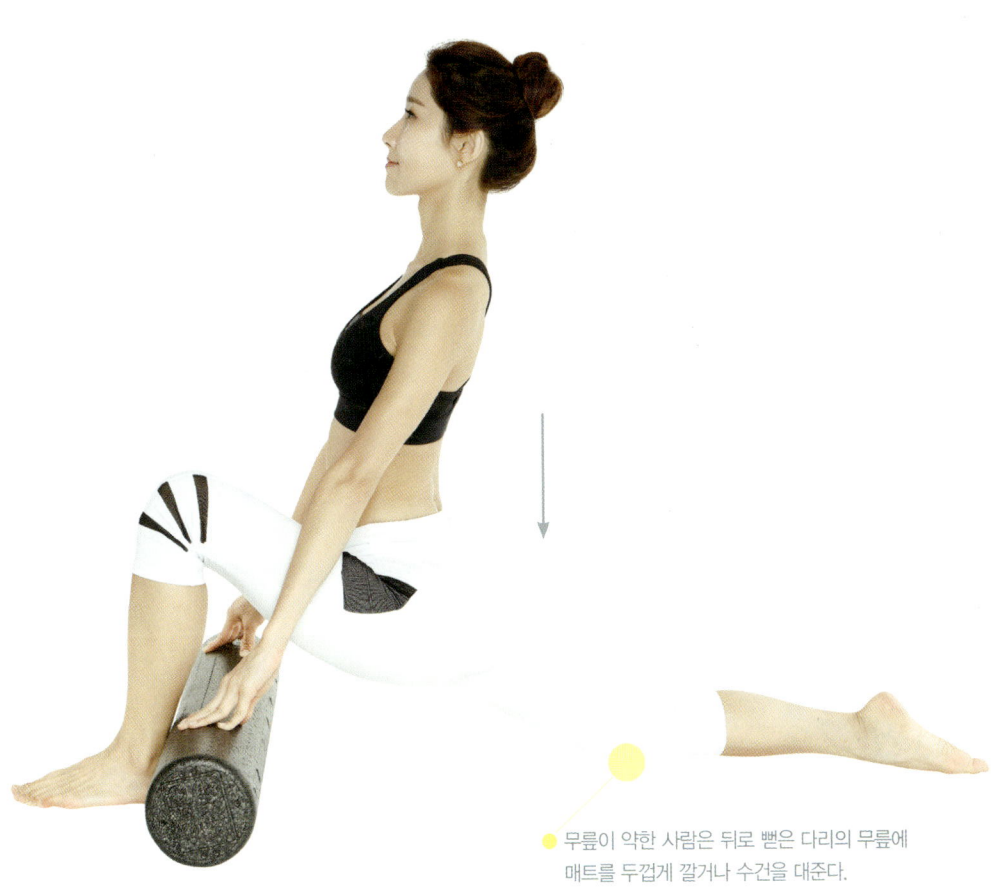

● 무릎이 약한 사람은 뒤로 뻗은 다리의 무릎에
매트를 두껍게 깔거나 수건을 대준다.

2

숨을 내쉬며 앞쪽 무릎을 좀 더 구부리고 엉덩이가 바닥에 닿듯이 꾹 눌러주어
뒤로 뻗은 다리의 허벅지 앞쪽이 늘어나게 해준다. 반대방향으로도 실시한다.

하체

허벅지 뒤쪽 늘려주기

5회 반복

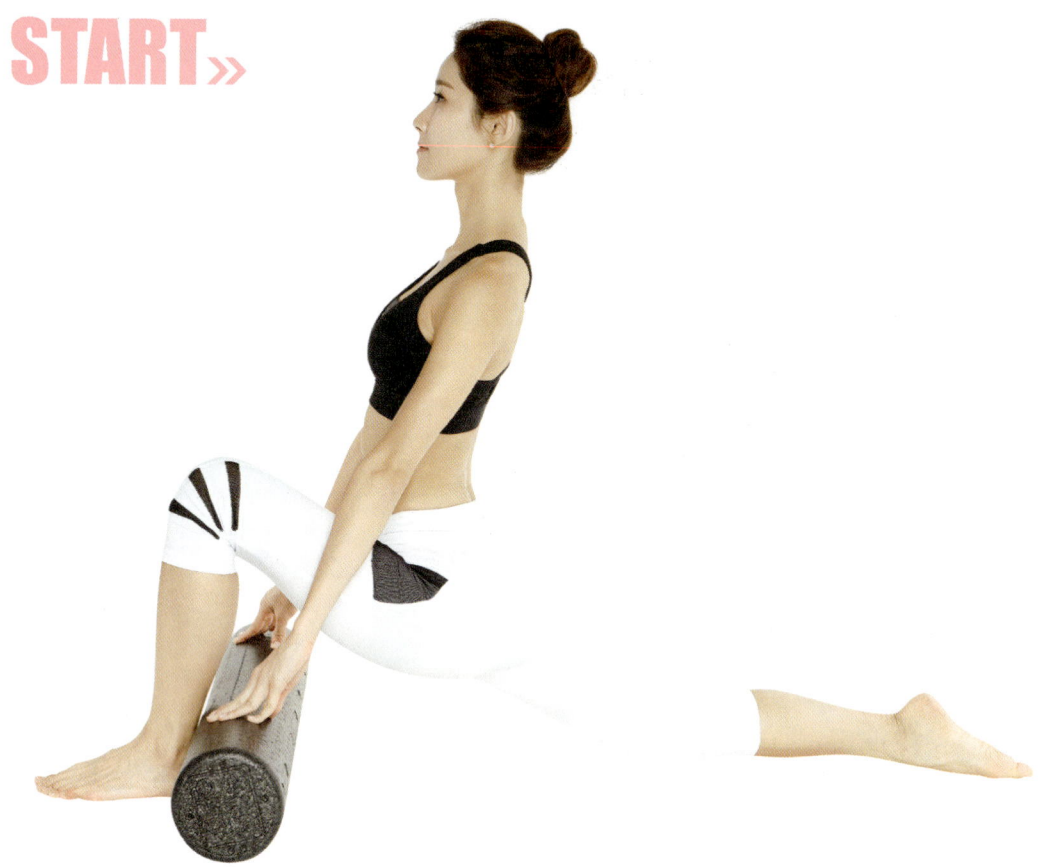

START »

1 한쪽 다리 무릎은 90도로 구부리고 다른쪽 다리는 뒤로 길게 뻗는다. 폼롤러는 구부린 다리의 뒤꿈치에 가로로 놓고 양손으로 폼롤러를 짚는다.

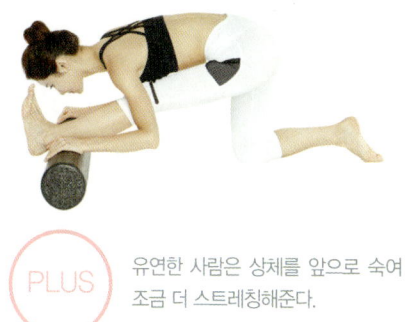

PLUS 유연한 사람은 상체를 앞으로 숙여 조금 더 스트레칭해준다.

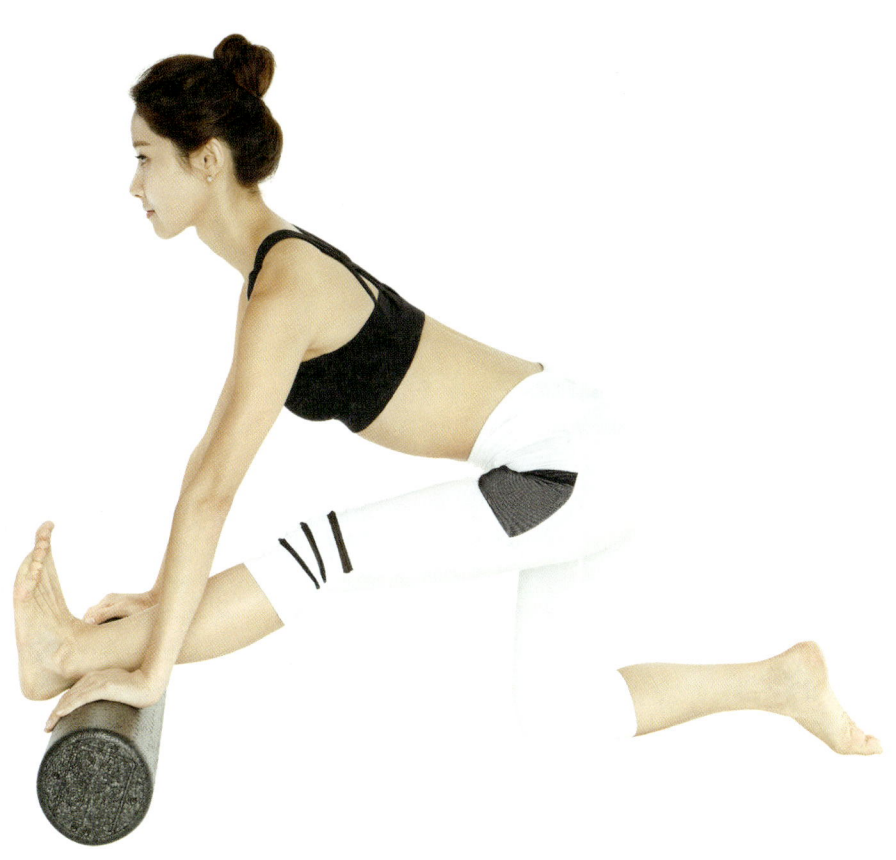

2 구부렸던 다리는 펴고, 뻗었던 다리는 직각으로 구부리면서 앞쪽 발가락을 몸 쪽으로 꺾어 아킬레스부터 허벅지 뒤쪽까지 스트레칭한다. 반대방향으로도 실시한다.

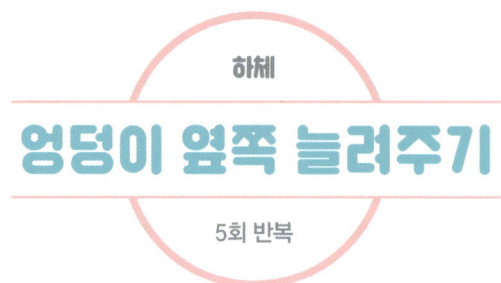

하체

엉덩이 옆쪽 늘려주기

5회 반복

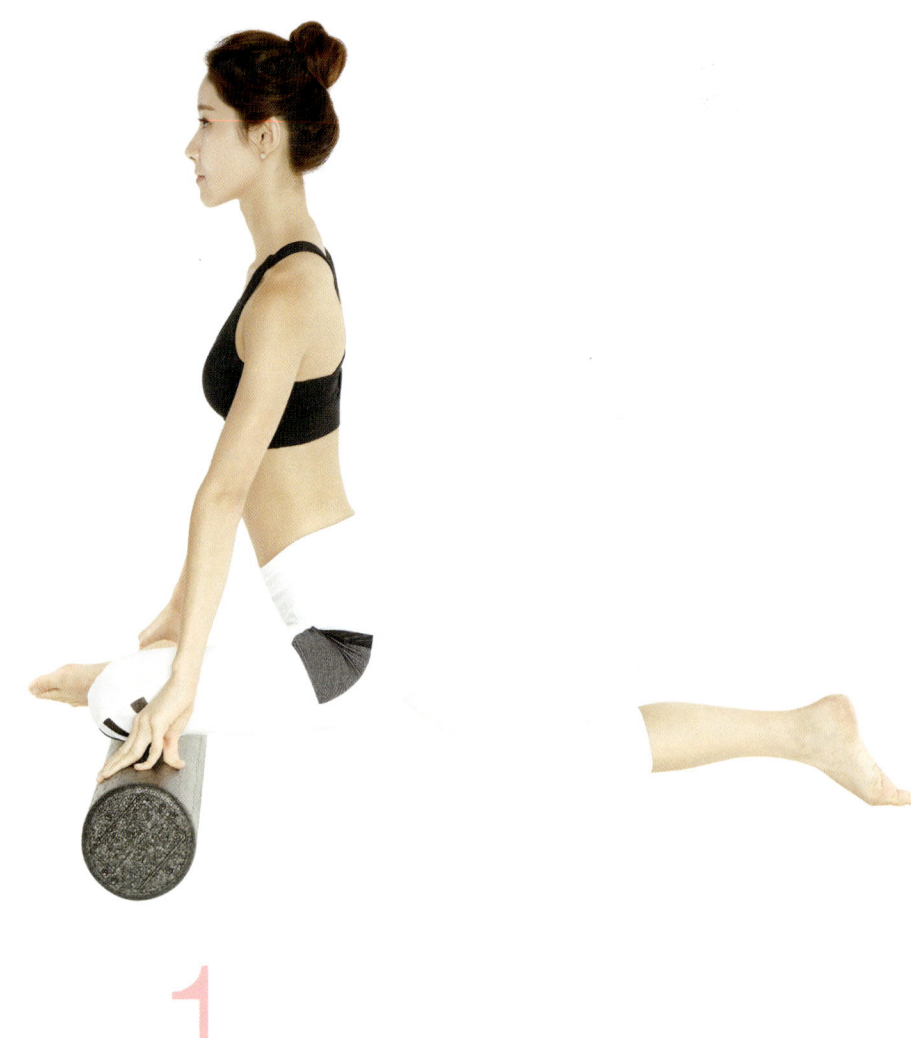

1

한쪽 다리를 폼롤러 위에 4자 모양으로 놓고, 뒤쪽 다리는 뒤로 뻗는다.

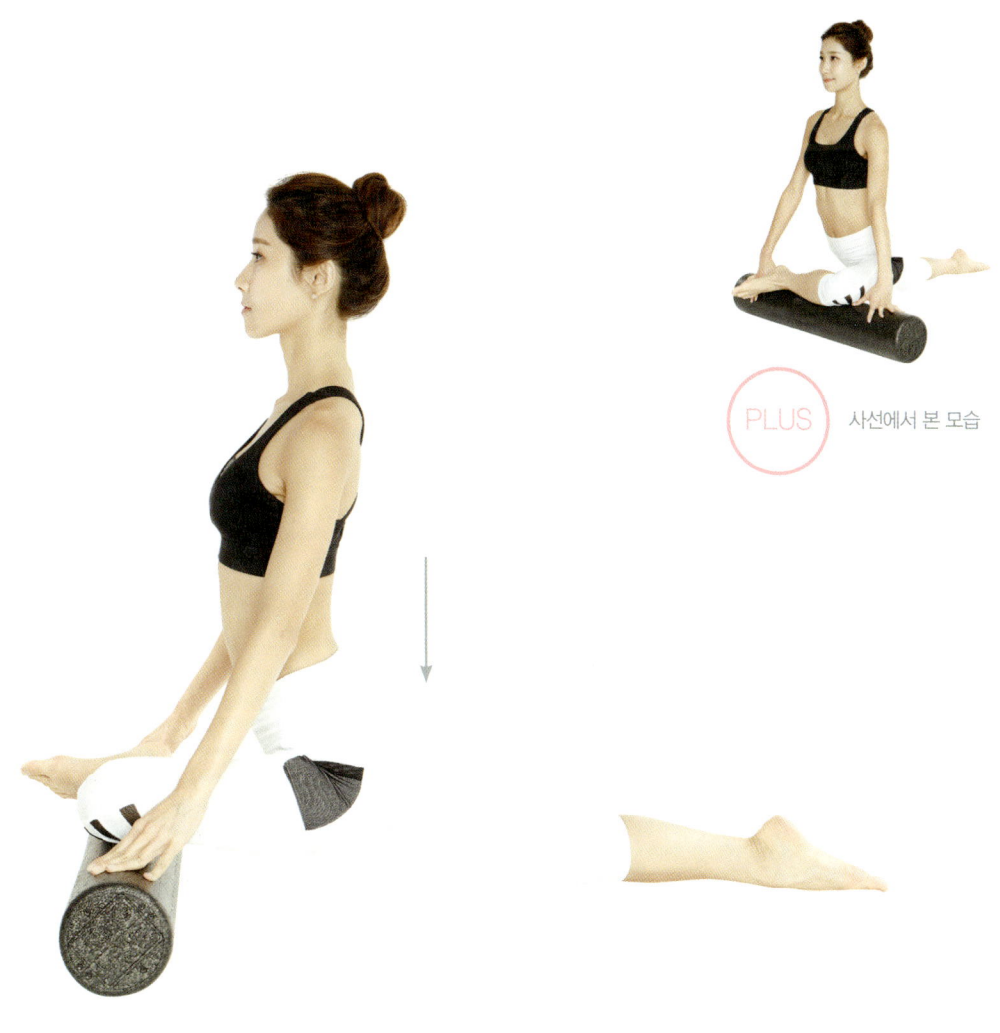

PLUS 사선에서 본 모습

2

허리를 꼿꼿하게 편 상태에서 숨을 내쉬며 엉덩이를 바닥 쪽으로 꾹 눌러 엉덩이 옆쪽을 스트레칭한다. 반대방향으로도 실시한다.

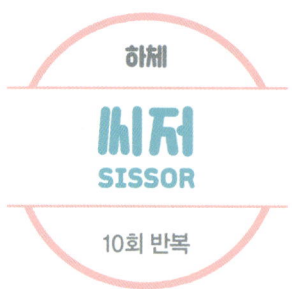

하체
씨저
SISSOR
10회 반복

START »

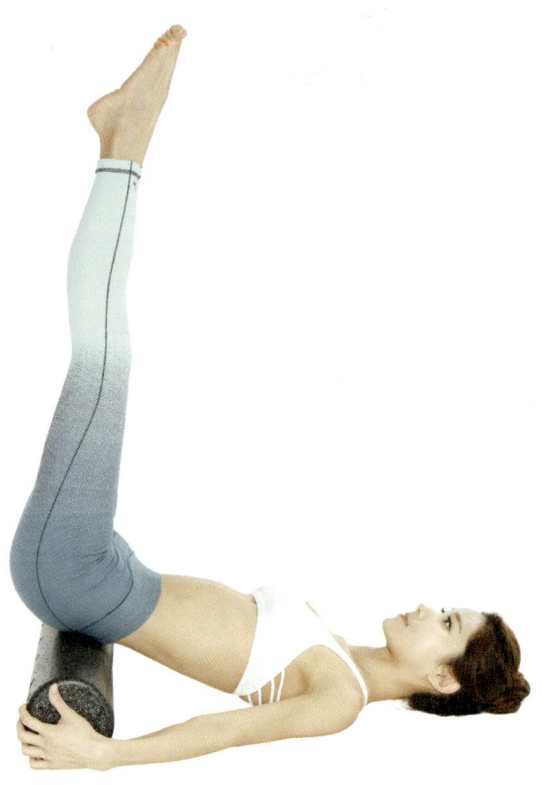

1 폼롤러를 허리와 엉덩이 경계선에 대고 누워서 두 다리를 모아 천장 쪽으로 뻗어준다.

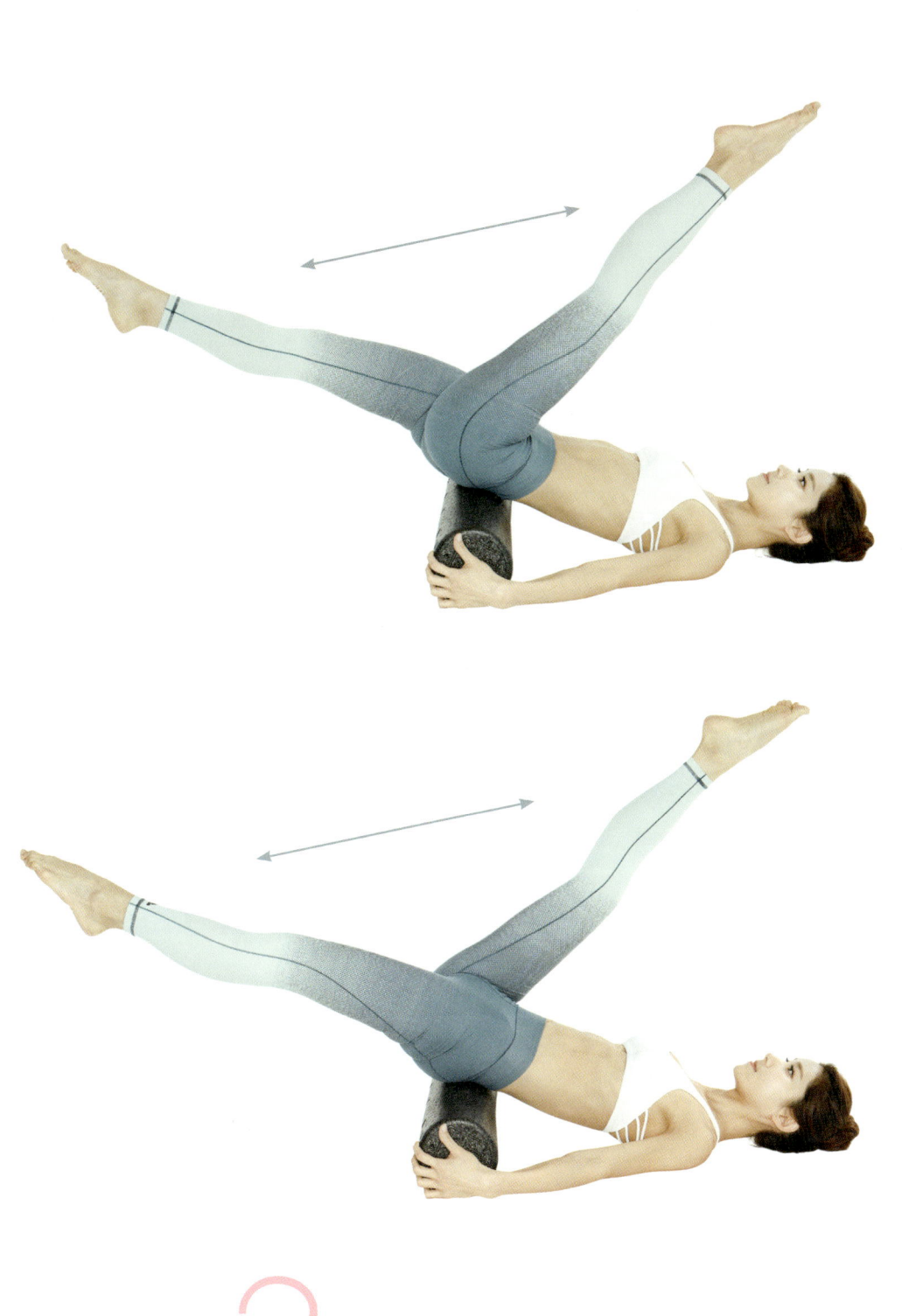

2
다리를 가위라고 생각하며 두 다리를 위아래로 교차한다.
이때 무릎이 구부러지지 않게 한다.

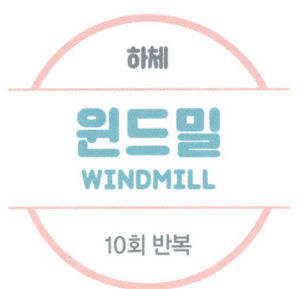

하체
윈드밀
WINDMILL
10회 반복

START »

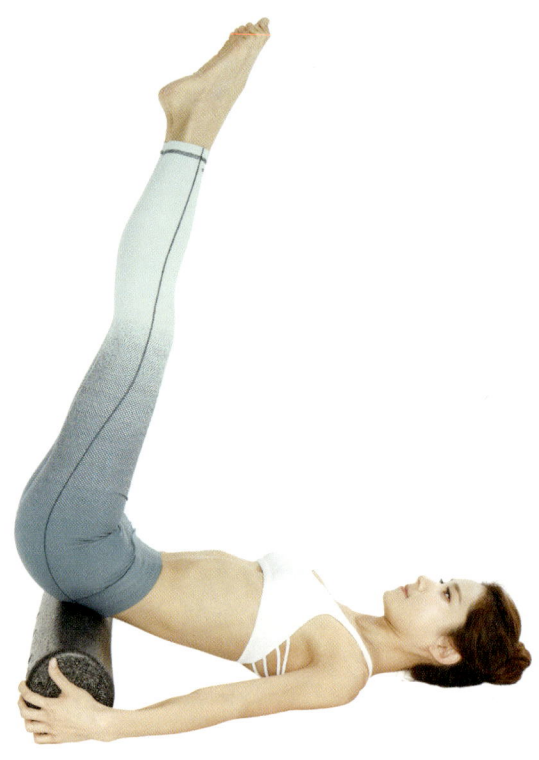

1

폼롤러를 허리와 엉덩이 경계선에 대고 누워서 두 다리를 모아 천장 쪽으로 뻗어준다.

2

두 발목을 꺾어 천천히 풍차를 돌리듯이 원을 그려준다. 이때 무릎이 구부러지지 않게 한다.

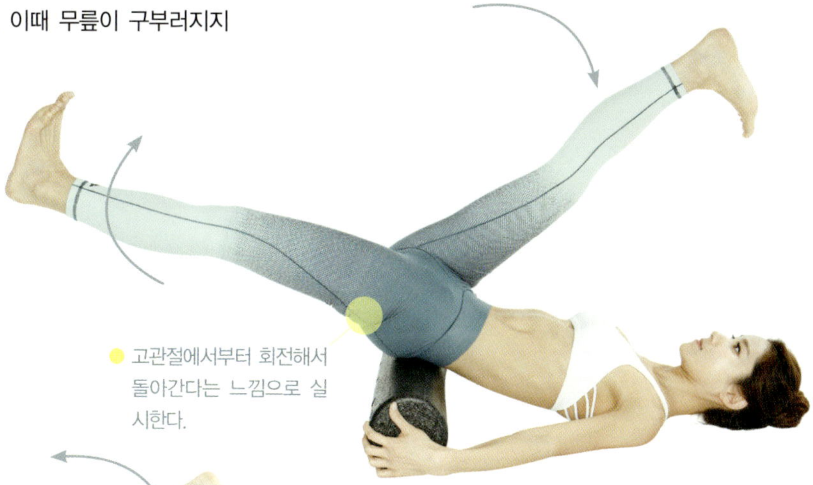

● 고관절에서부터 회전해서 돌아간다는 느낌으로 실시한다.

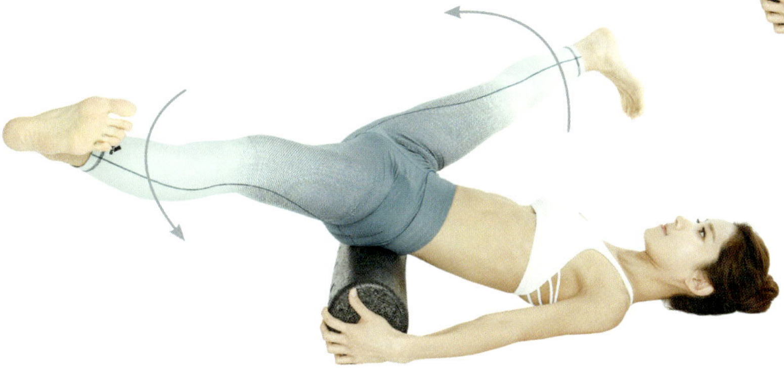

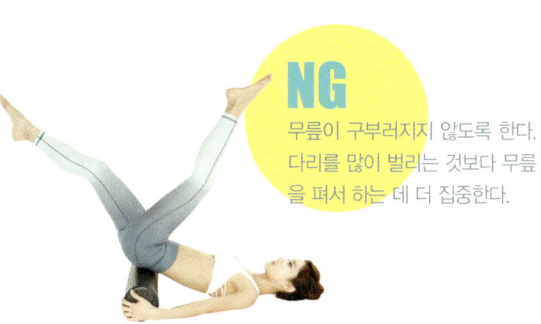

NG 무릎이 구부러지지 않도록 한다. 다리를 많이 벌리는 것보다 무릎을 펴서 하는 데 더 집중한다.

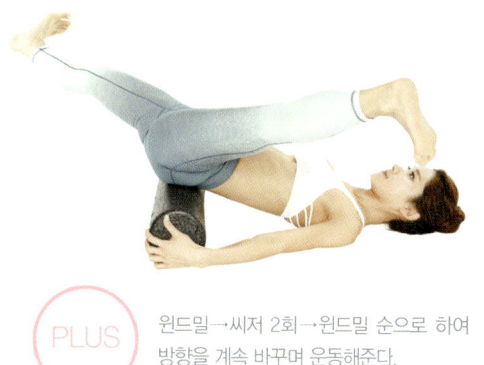

PLUS 윈드밀→씨저 2회→윈드밀 순으로 하여 방향을 계속 바꾸며 운동해준다.

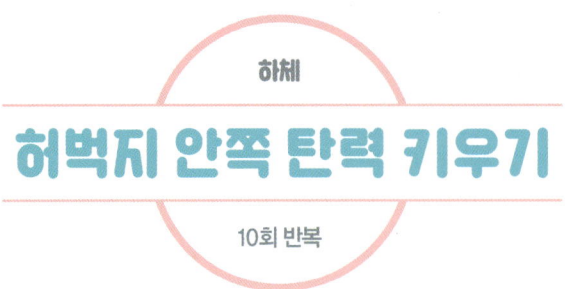

하체
허벅지 안쪽 탄력 키우기
10회 반복

START »

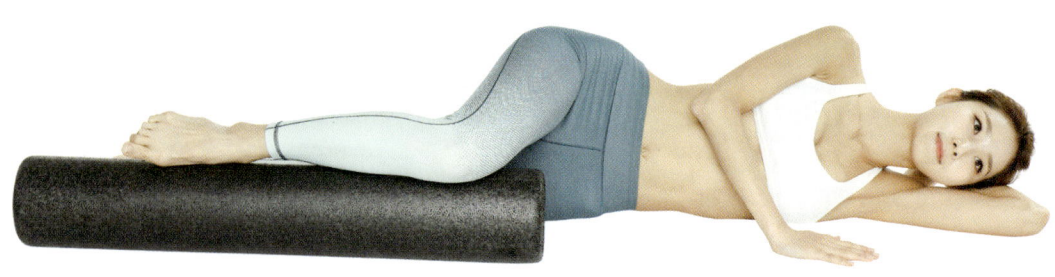

1 머리부터 발끝까지 일자로 몸을 세워서 길게 눕는다. 밑에 있는 팔을 구부려 머리에 받친다(베개를 이용해도 좋다.). 오른쪽 다리는 90도로 구부려 폼롤러 위에 올려놓는다.

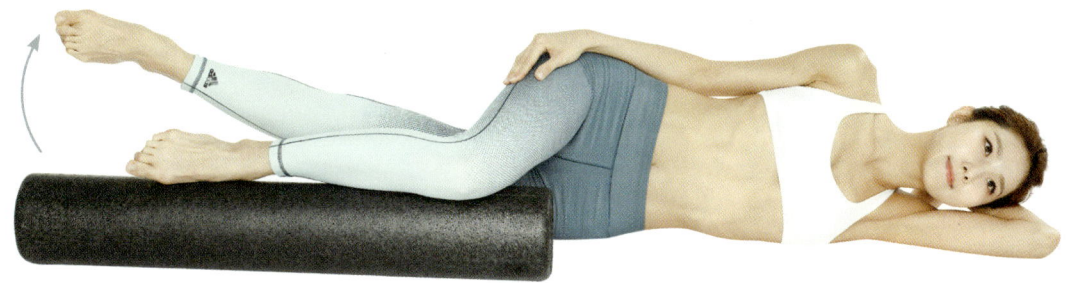

2

숨을 내쉬며 왼쪽 다리를 허벅지 안쪽 힘으로 들어올린다. 이때 위에서
살짝 멈췄다가 숨을 들이마시며 다시 내려준다.

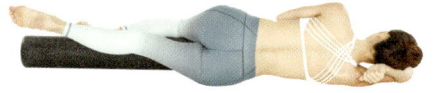 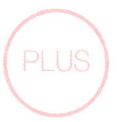 뒷모습.
10회 반복 후 속도 빠르게 10회 추가하면
좀 더 효과적이다.

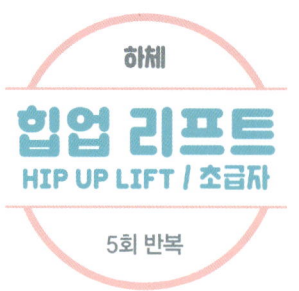

하체
힙업 리프트
HIP UP LIFT / 초급자
5회 반복

START »

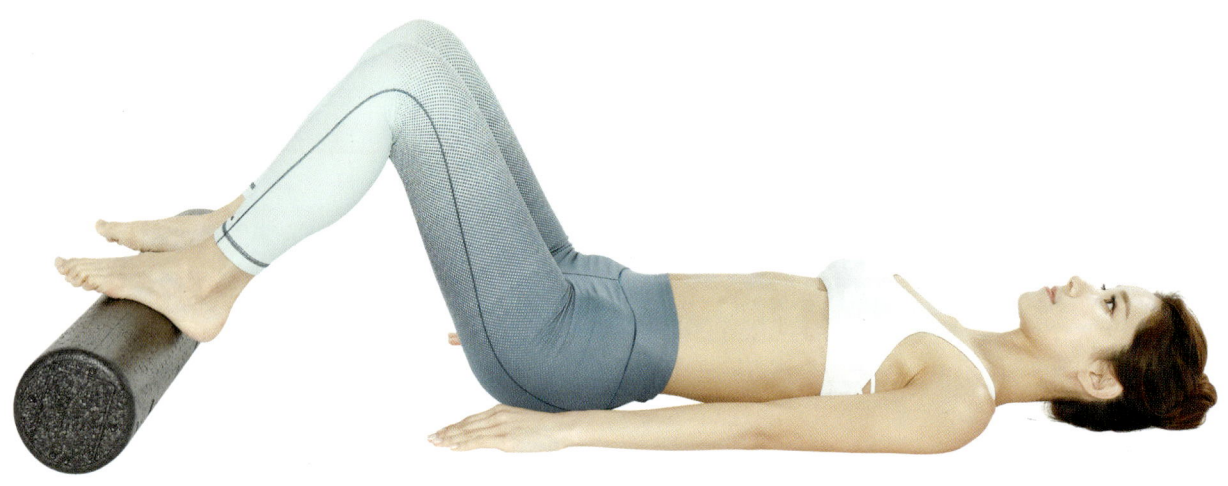

1 무릎을 세우고 누운 뒤 발을 어깨너비 정도로 벌려 폼롤러 위에 올려놓는다. 이때 복부, 엉덩이 힘이 풀려 허리가 꺾이지 않게 조심한다.

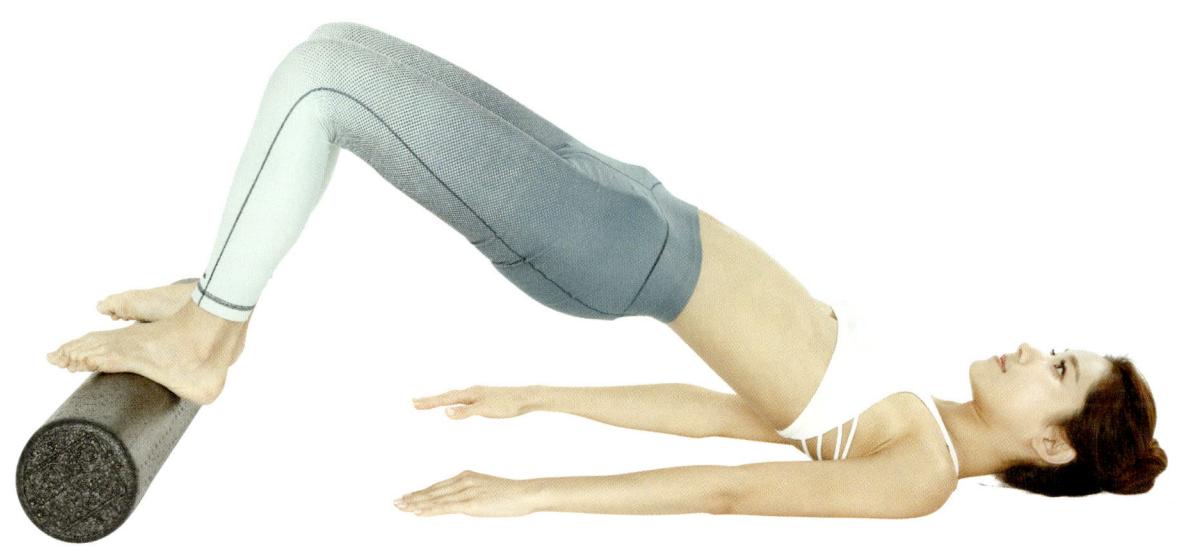

2 골반이 흔들리지 않게 엉덩이를 들어올린다.

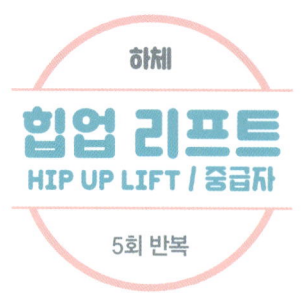

하체
힙업 리프트
HIP UP LIFT / 중급자

5회 반복

START »

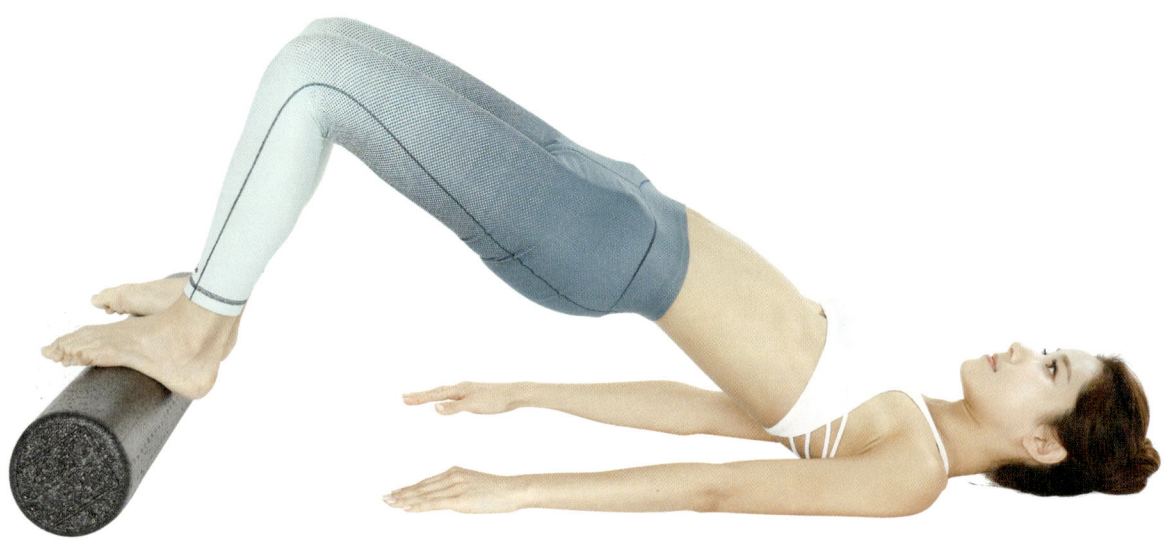

1

골반이 흔들리지 않게 엉덩이를 들어올린다.

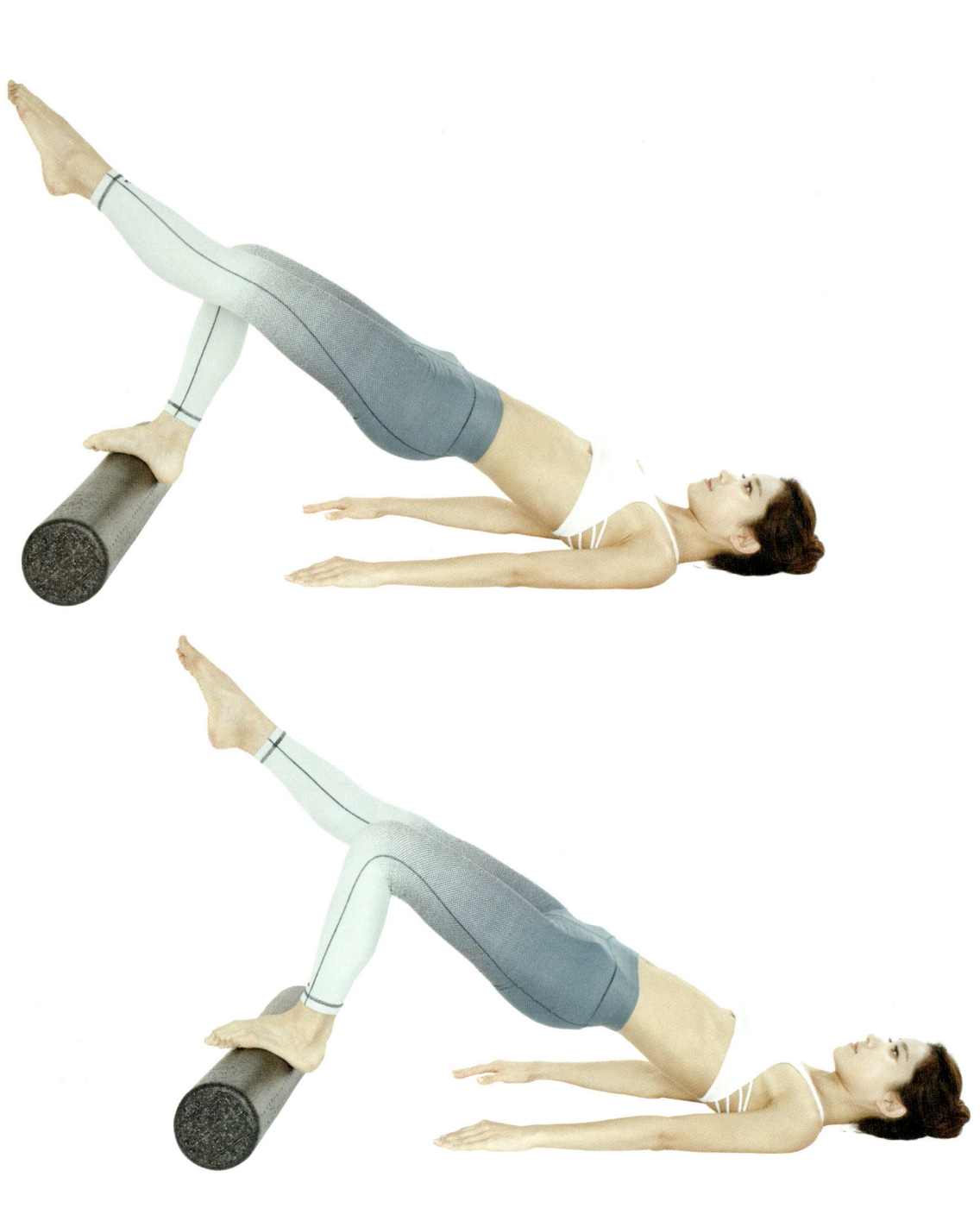

2 숨을 내쉬면서 한쪽 다리를 쭉 뻗어준다. 숨을 들이마시며 뻗은 다리를 폼롤러에 내려주고 다시 숨을 내쉬며 반대쪽 다리도 동일하게 실시한다.

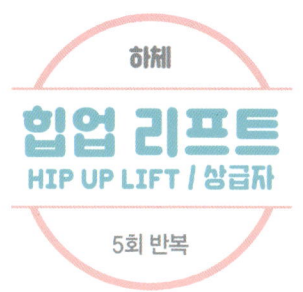

하체
힙업 리프트
HIP UP LIFT / 상급자

5회 반복

START »

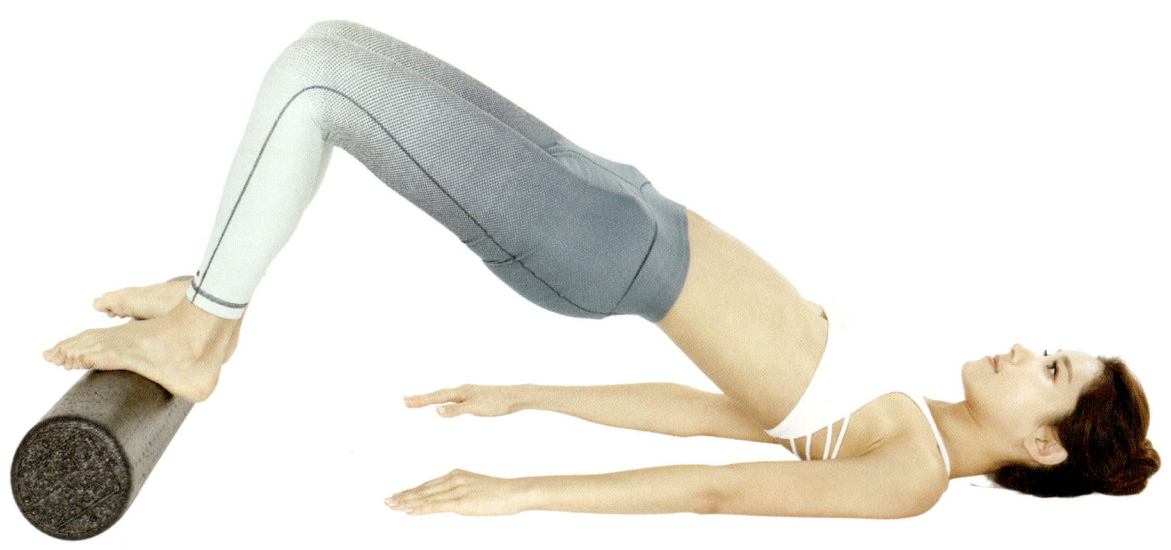

1

골반이 흔들리지 않게 엉덩이를 들어올린다.

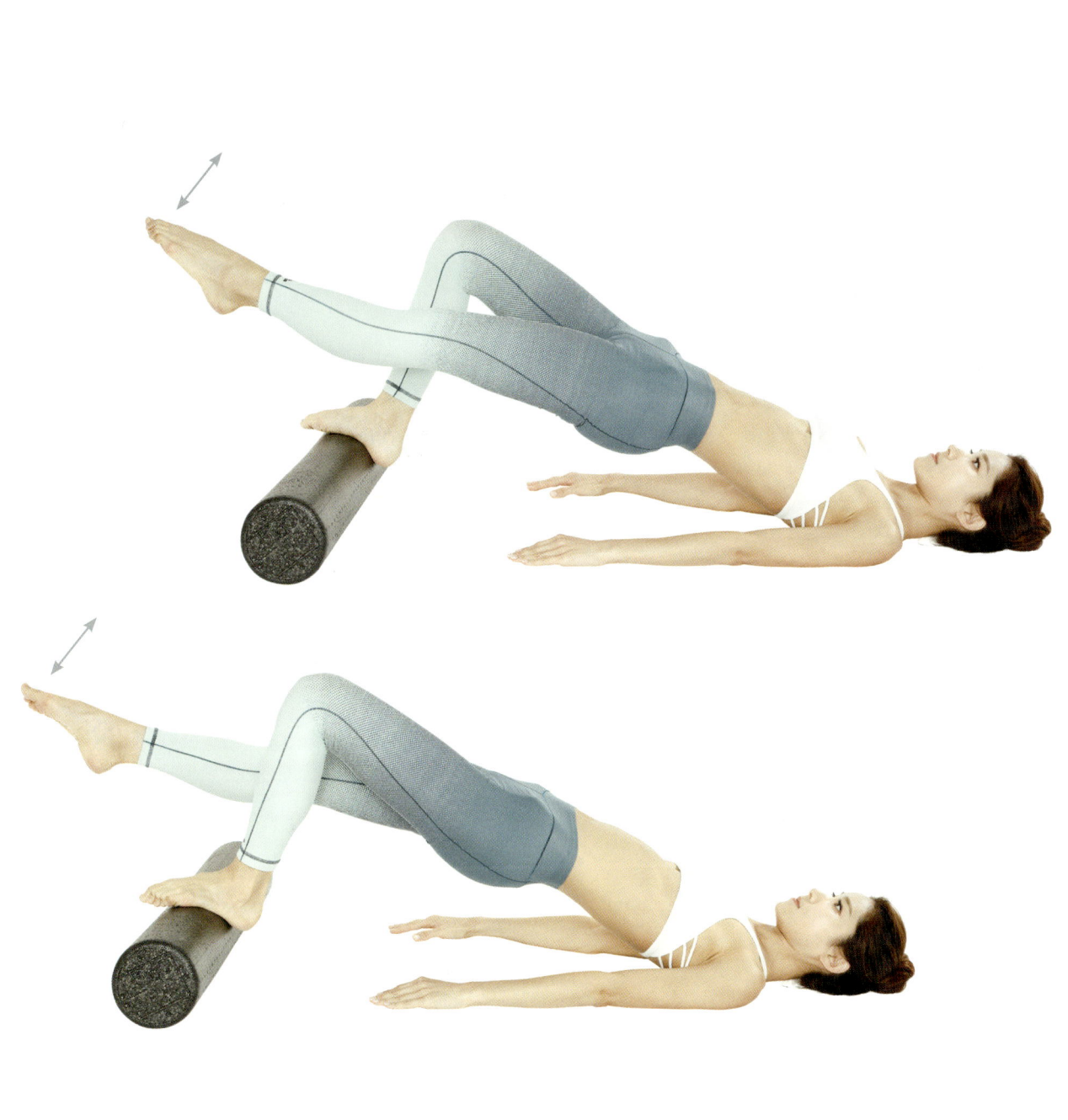

2 숨을 들이마시면서 뻗은 다리를 살짝 내렸다가 숨을 내쉬면서 반대편 다리 허벅지 높이까지 올려준다. 5회 반복 후 반대쪽 다리도 동일하게 실시한다.

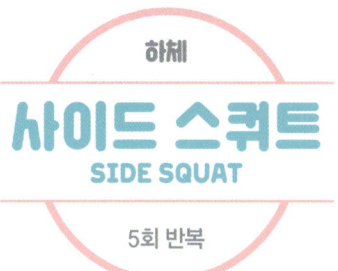

하체
사이드 스쿼트
SIDE SQUAT

5회 반복

START

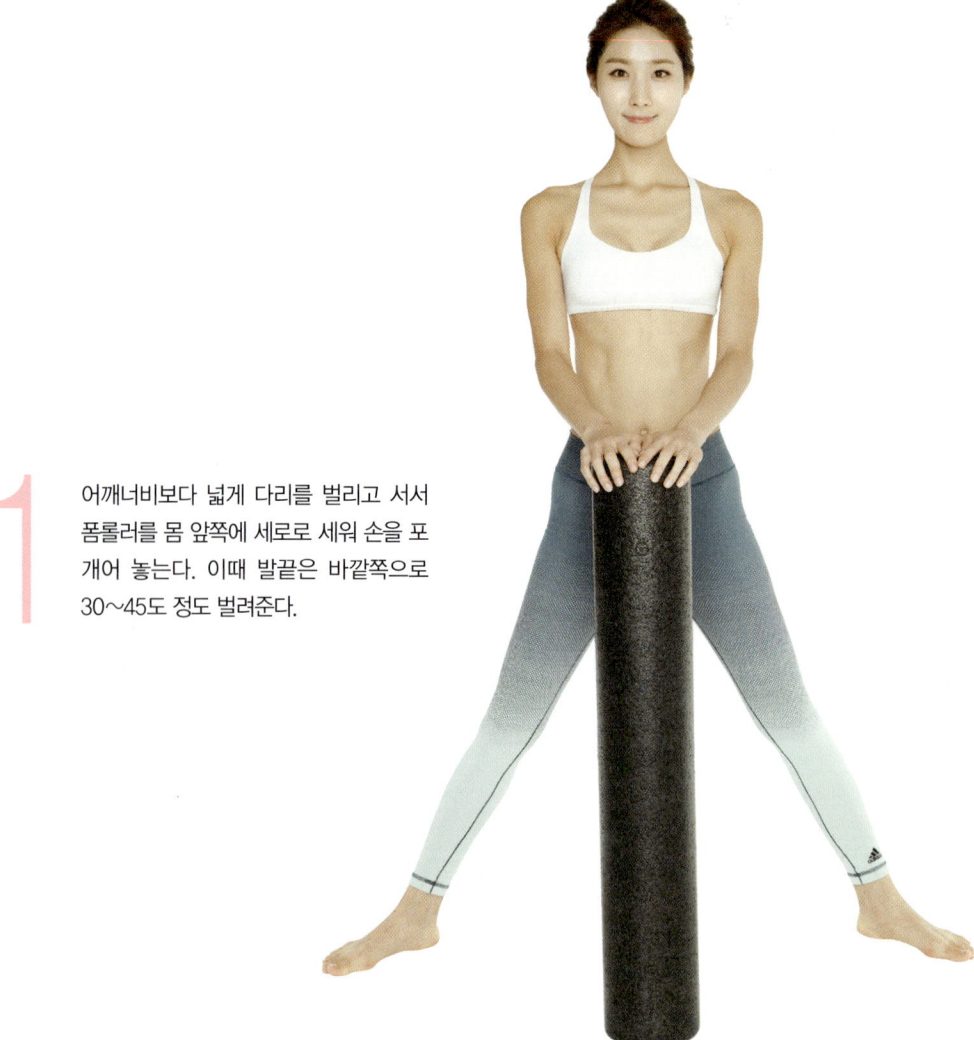

1 어깨너비보다 넓게 다리를 벌리고 서서 폼롤러를 몸 앞쪽에 세로로 세워 손을 포개어 놓는다. 이때 발끝은 바깥쪽으로 30~45도 정도 벌려준다.

2

숨을 들이마시면서 무릎을 90도로 구부려 스쿼트 자세를 취하고, 숨을 내쉬면서 무릎을 펴준다. 이때 무릎은 두 번째 발가락 방향으로 가도록 구부리고 올라올 때는 엉덩이 옆쪽을 꽉 쪼이도록 한다.

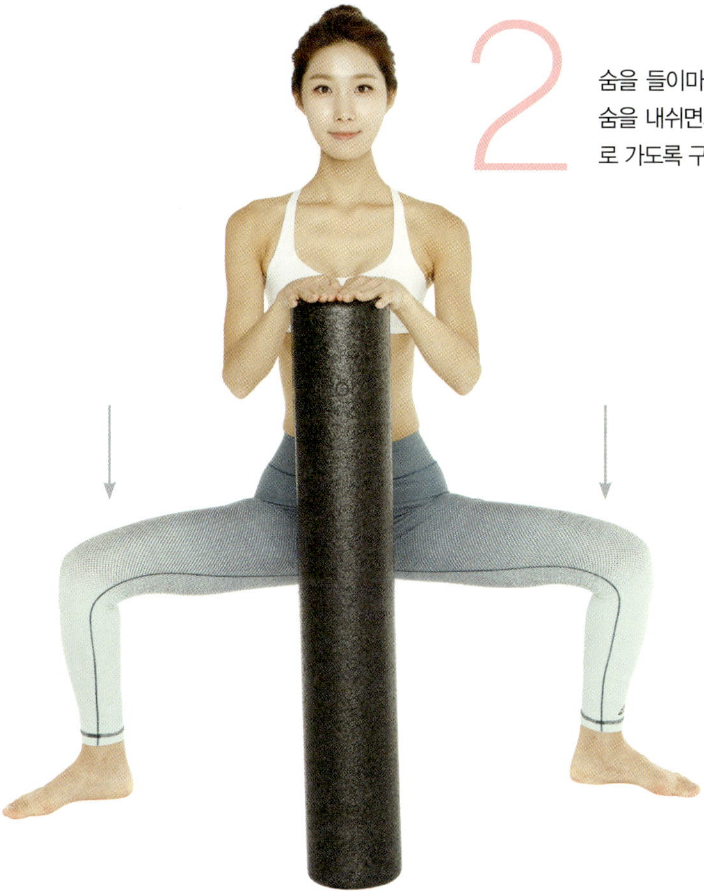

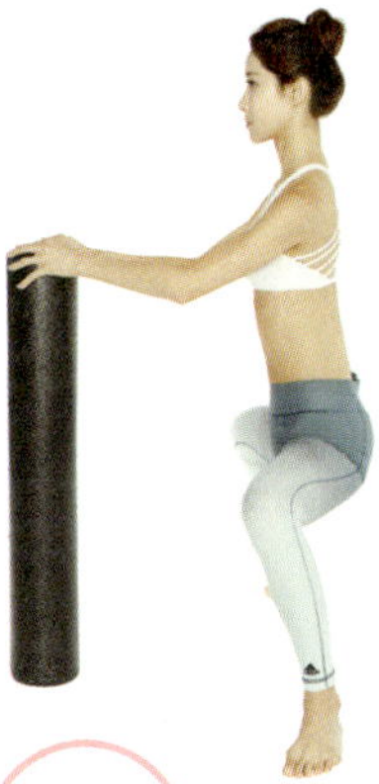

PLUS 옆모습

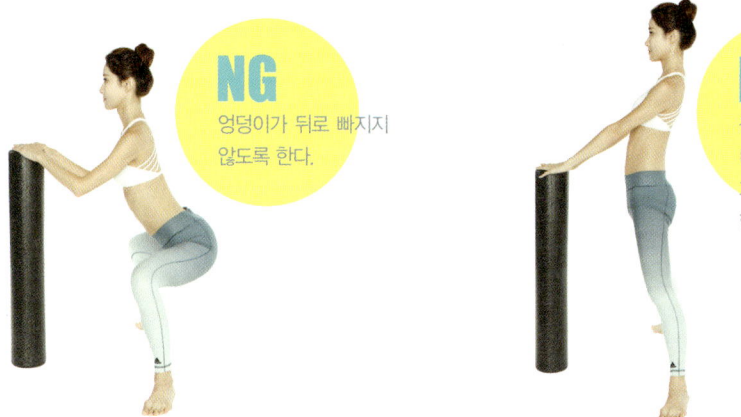

NG 엉덩이가 뒤로 빠지지 않도록 한다.

NG 올라올 때 배를 앞으로 너무 많이 밀어 허리가 과도하게 꺾이지 않도록 한다.

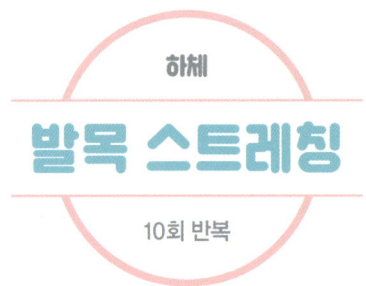

하체
발목 스트레칭
10회 반복

START »

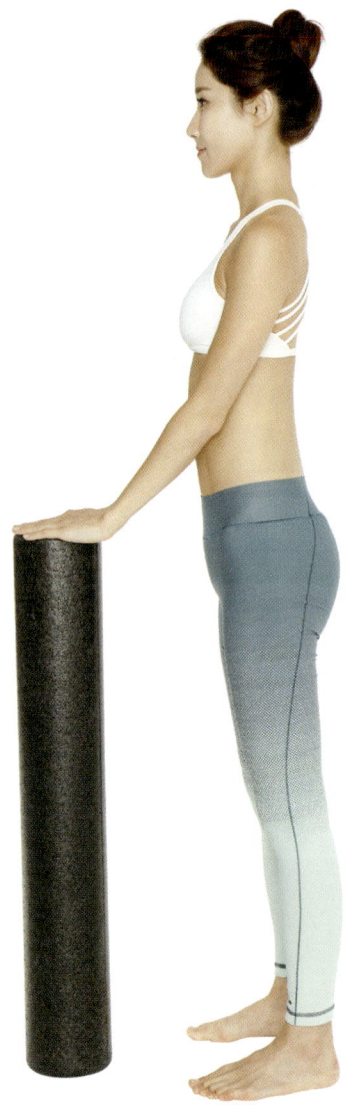

1 양발을 어깨너비 정도로 벌리고 폼롤러를 몸 앞에 세워 양손을 올린다.

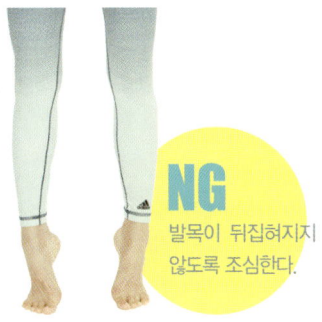

NG
발목이 뒤집혀지지 않도록 조심한다.

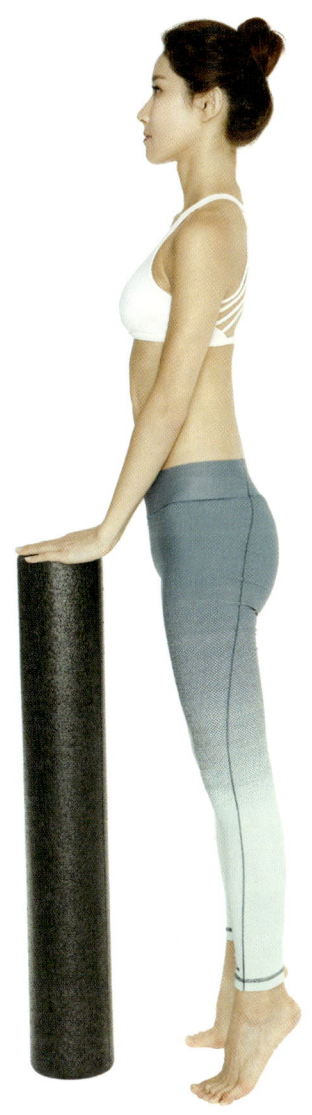

2 숨을 내쉬며 모든 엉덩이와 발가락 전체에 힘을 주면서 뒤꿈치를 들고 숨을 들이마시면서 내린다. 이후 동작이 쉬워지면 폼롤러 없이 해본다.

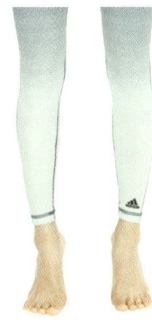

 엄지발가락 밑쪽에 집중하고 허벅지 안쪽부터 엉덩이 힘이 들어가는지 느끼도록 한다.

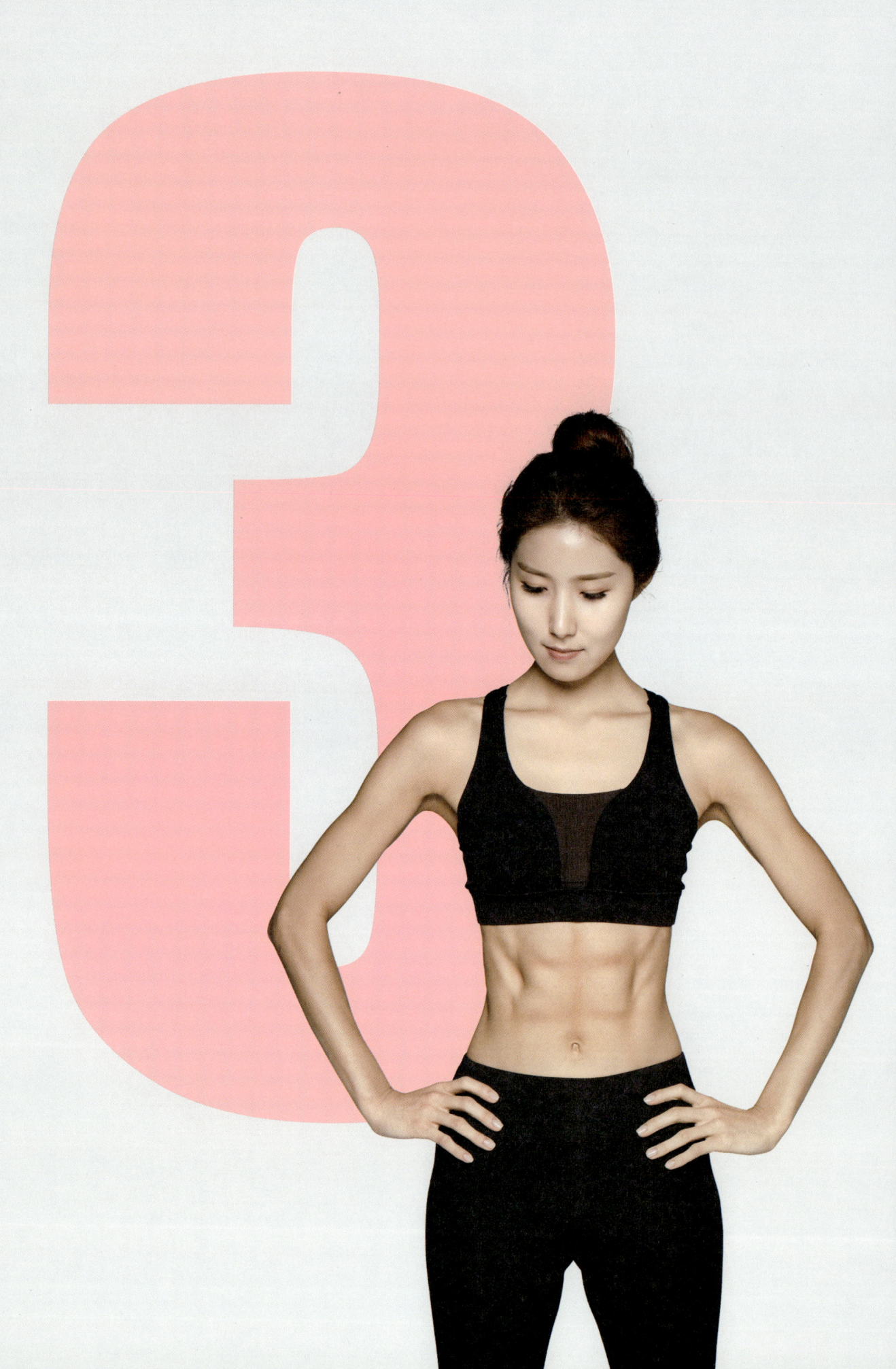

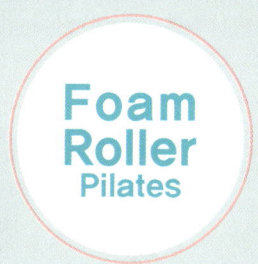

탄탄한 복부 만들기

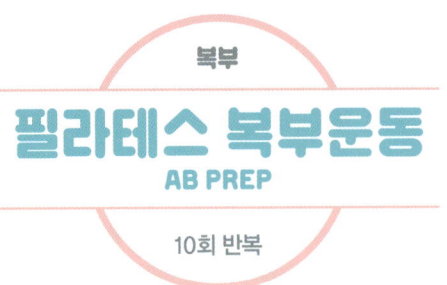

복부

필라테스 복부운동
AB PREP

10회 반복

START >> 양쪽 무릎과 발은 골반너비 정도로 벌린 뒤 무릎을 세워서 발을 폼롤러 위에 올리고 양손을 깍지를 껴 머리 뒤에 대고 눕는다.

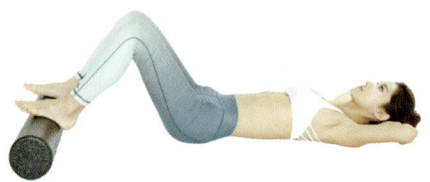

1 양쪽 팔꿈치를 너무 모으지 않게 조심하며 숨을 내쉬면서 상체를 살짝 들어준다.

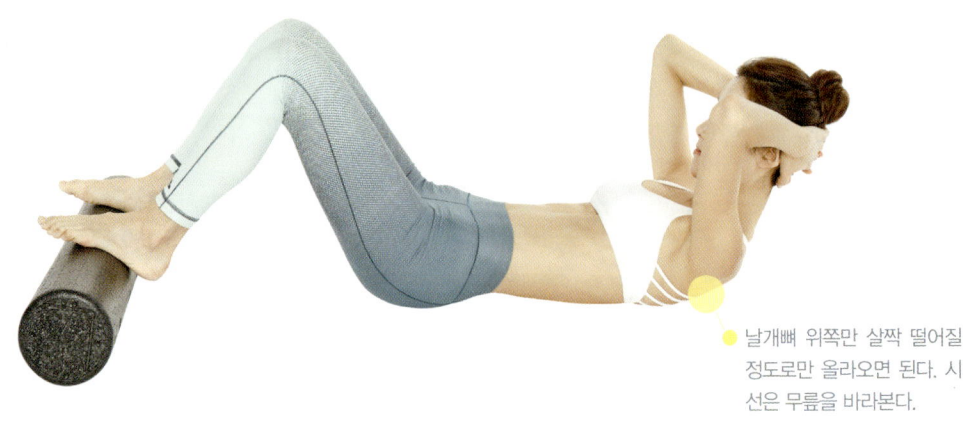

● 날개뼈 위쪽만 살짝 떨어질 정도로만 올라오면 된다. 시선은 무릎을 바라본다.

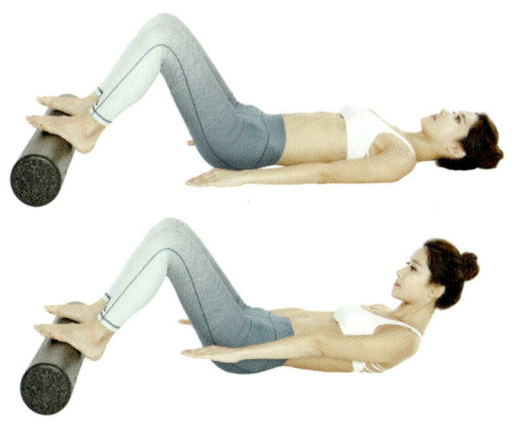
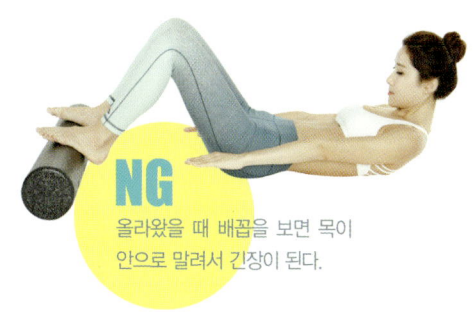

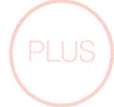 좀 더 강한 자극을 원한다면 양팔을 아래로 쭉 뻗어서 실시한다.

NG 올라왔을 때 배꼽을 보면 목이 안으로 말려서 긴장이 된다.

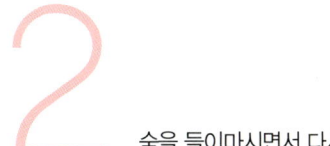

숨을 들이마시면서 다시 바닥으로 내려간다.

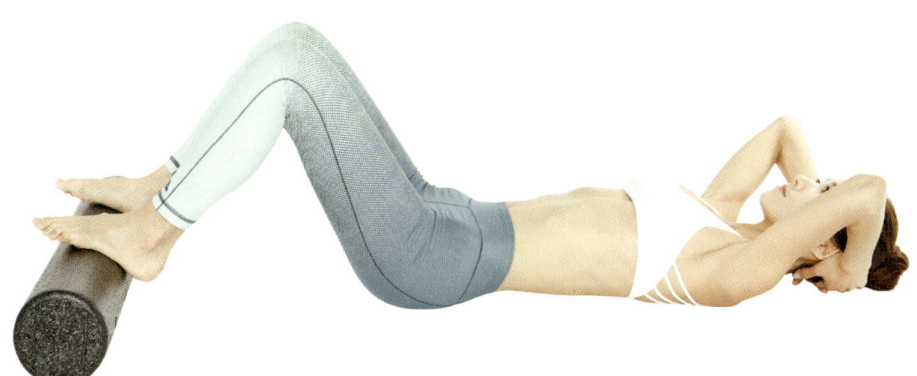

복부

테이블탑 복부운동
AB PREP+TABLE TOP

10회 반복

START »

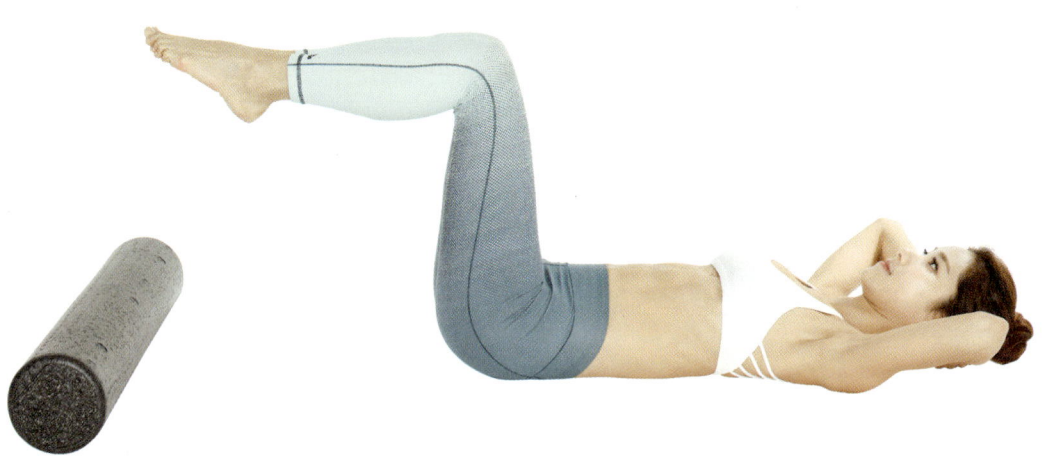

1 무릎을 구부려 누운 상태에서 한쪽 다리씩 ㄱ자로 들어서 두 다리를 모아 테이블탑 자세를 만든다. 양손은 깍지를 끼고 머리 뒤에 댄다.

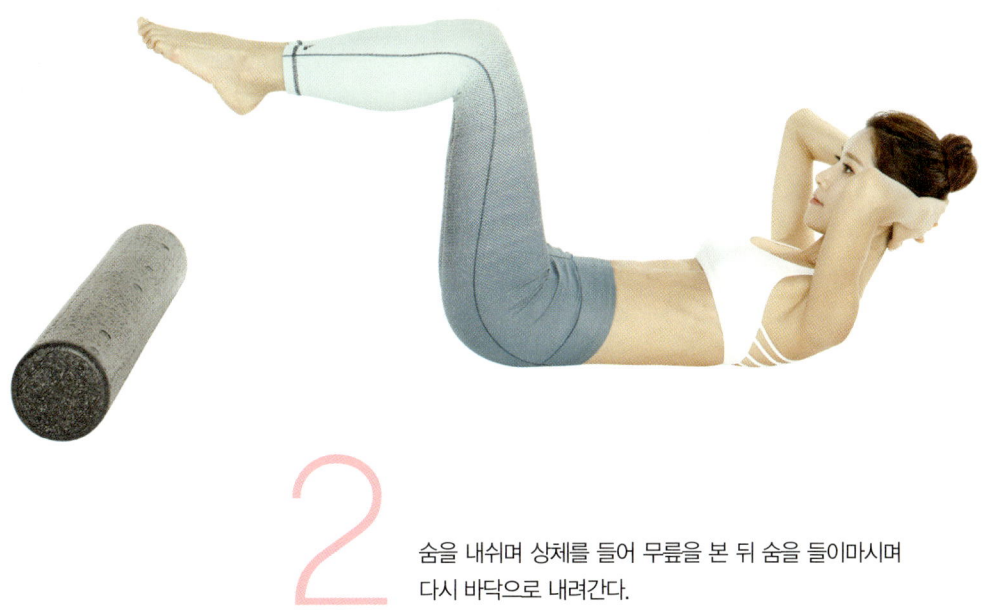

2 숨을 내쉬며 상체를 들어 무릎을 본 뒤 숨을 들이마시며 다시 바닥으로 내려간다.

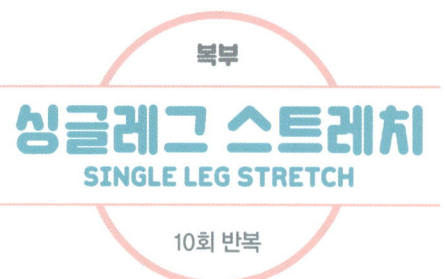

복부
싱글레그 스트레치
SINGLE LEG STRETCH
10회 반복

START »

1 허리와 엉덩이 경계선에 폼롤러를 가로로 놓고 누워서 양발을 바닥에 댄다.

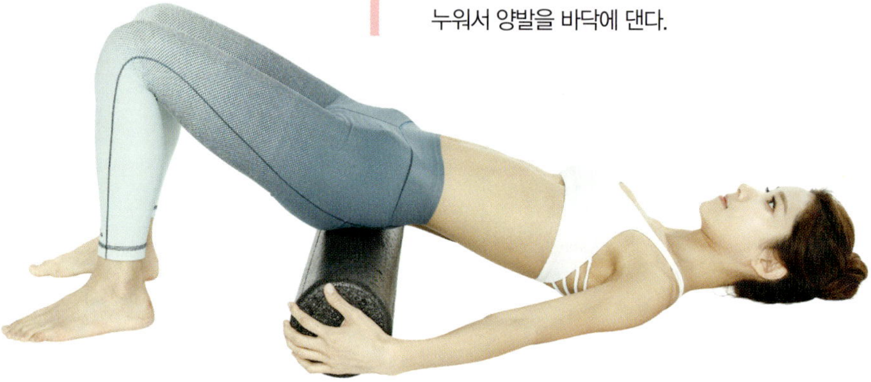

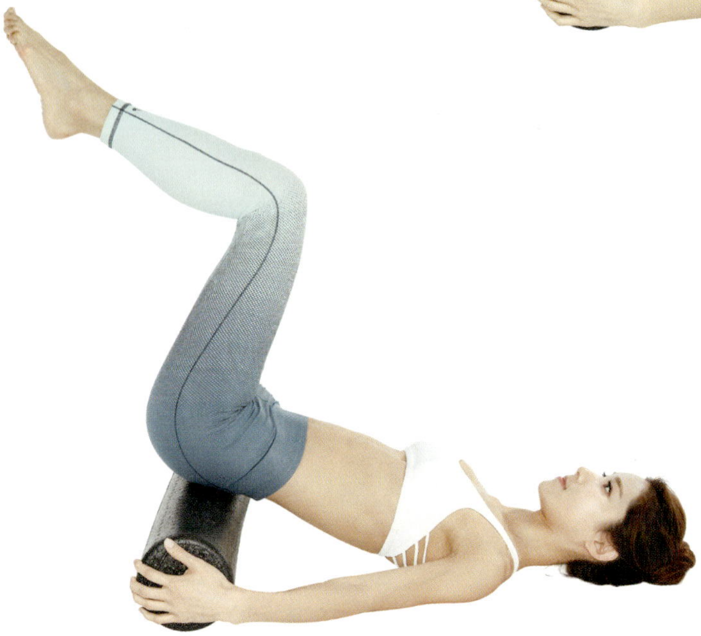

2 숨을 내쉬면서 한 다리씩 직각으로 들어올리되 두 다리는 꼭 붙여준다.

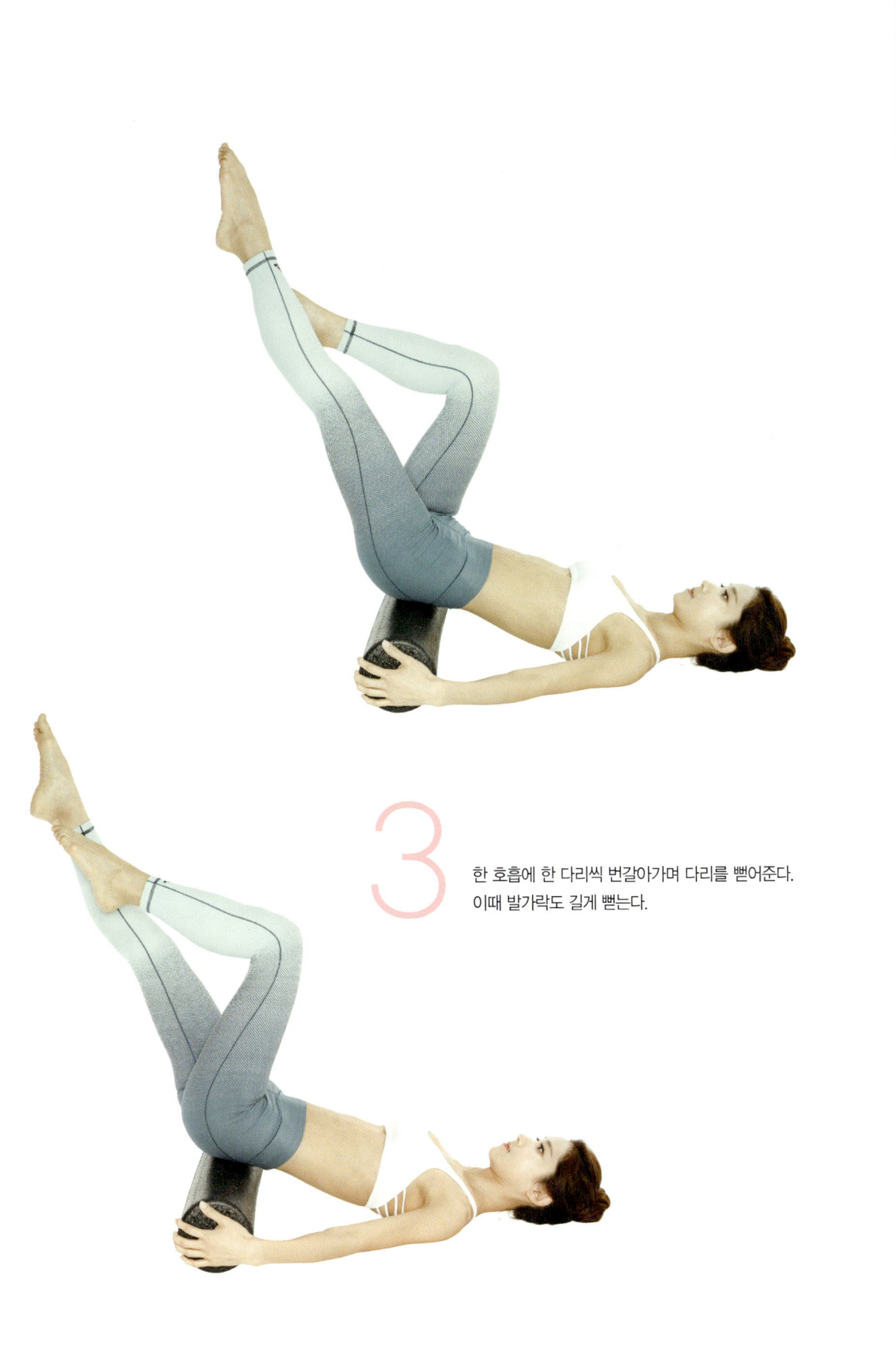

3 한 호흡에 한 다리씩 번갈아가며 다리를 뻗어준다.
이때 발가락도 길게 뻗는다.

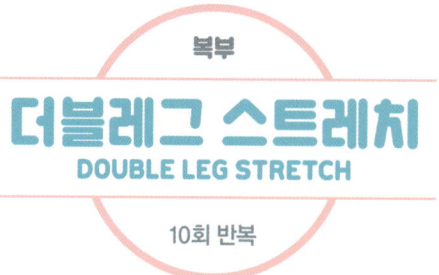

복부
더블레그 스트레치
DOUBLE LEG STRETCH

10회 반복

START »

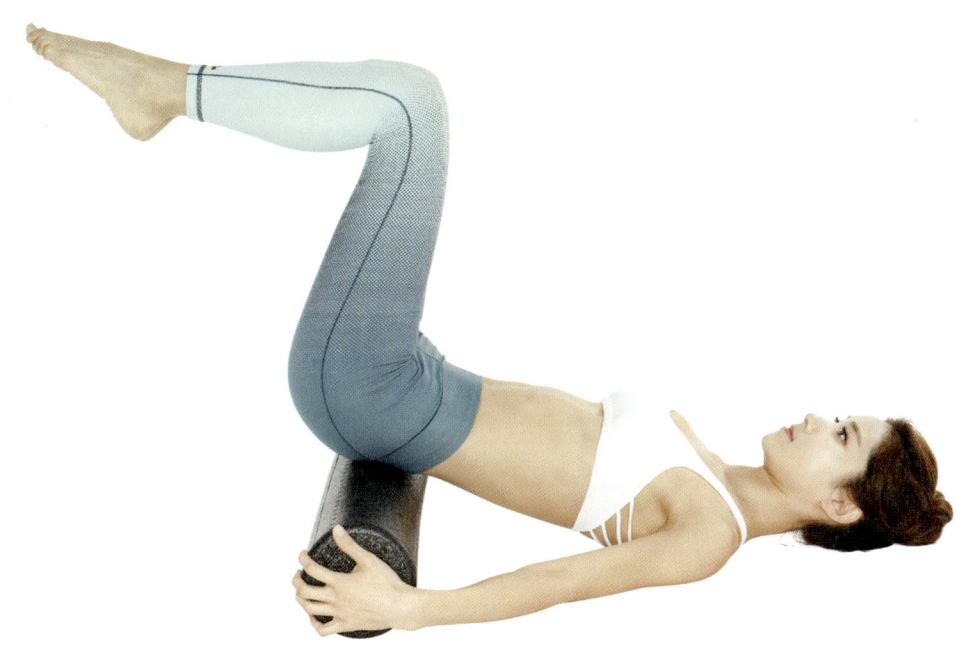

1 허리와 엉덩이 경계 부분에 폼롤러를 가로로 놓고 누워서 양발을 직각으로 들어올린다.

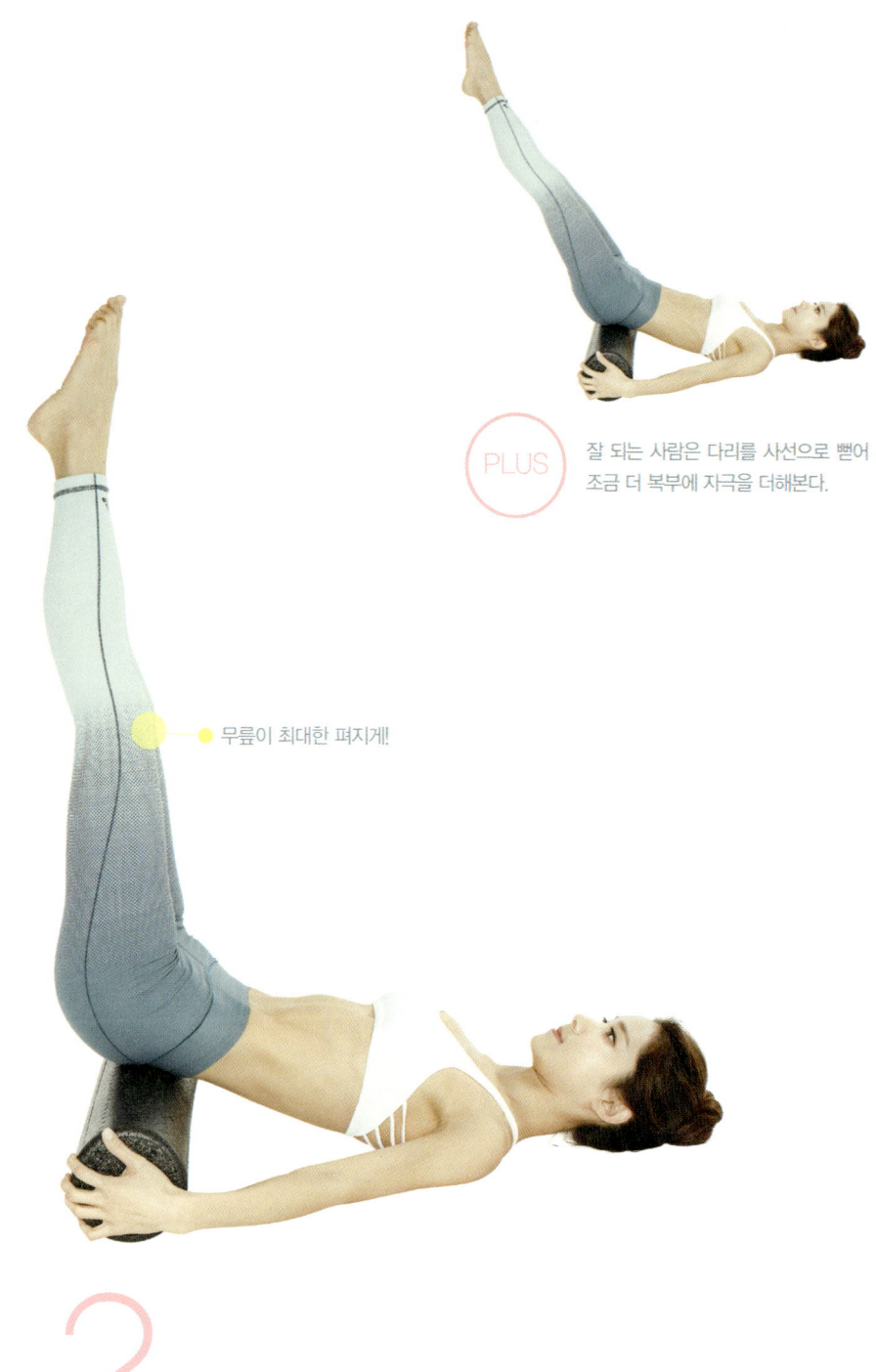

PLUS 잘 되는 사람은 다리를 사선으로 뻗어 조금 더 복부에 자극을 더해본다.

무릎이 최대한 펴지게!

2

숨을 내쉬며 배를 쏘옥 집어넣으면서 두 다리를 하늘을 향해 뻗어준다. 이때 발가락도 길게 뻗는다.

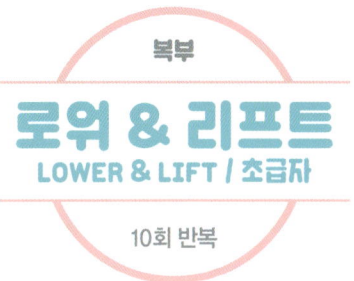

START »

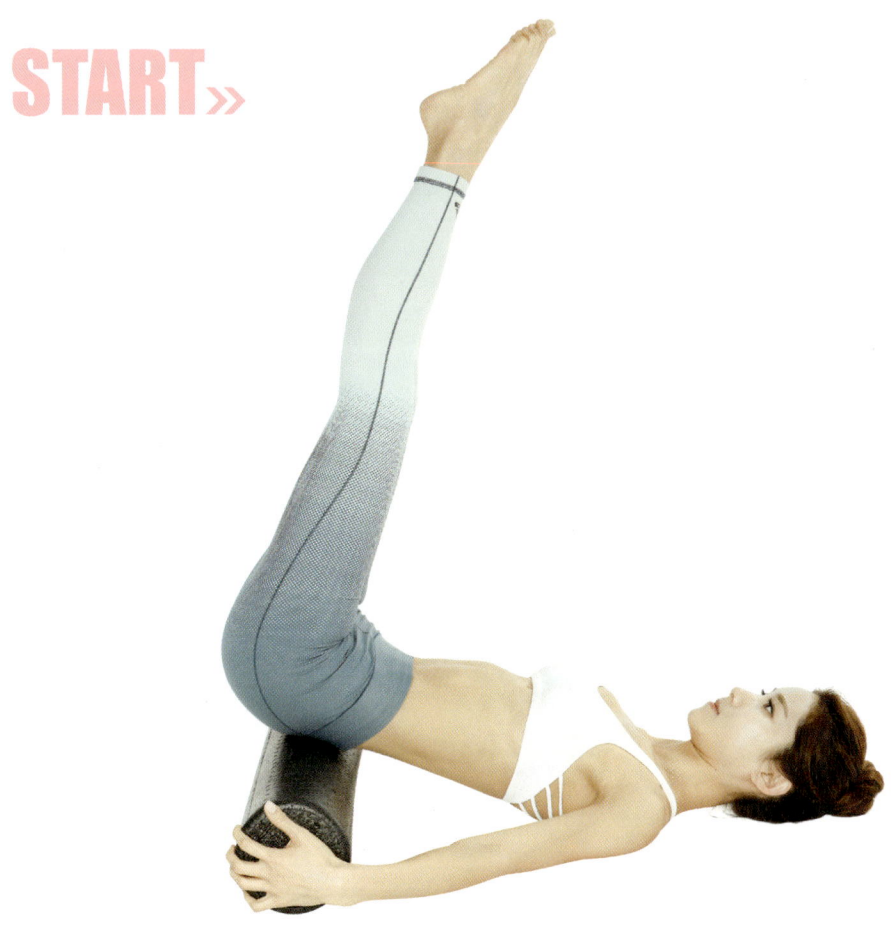

1

허리와 엉덩이 경계선에 폼롤러를 가로로 놓고 누워서 두 다리를 하늘을 향해 뻗어준다. 이때 양쪽 허벅지, 무릎, 복숭아뼈 안쪽이 벌어지지 않게 힘을 준다.

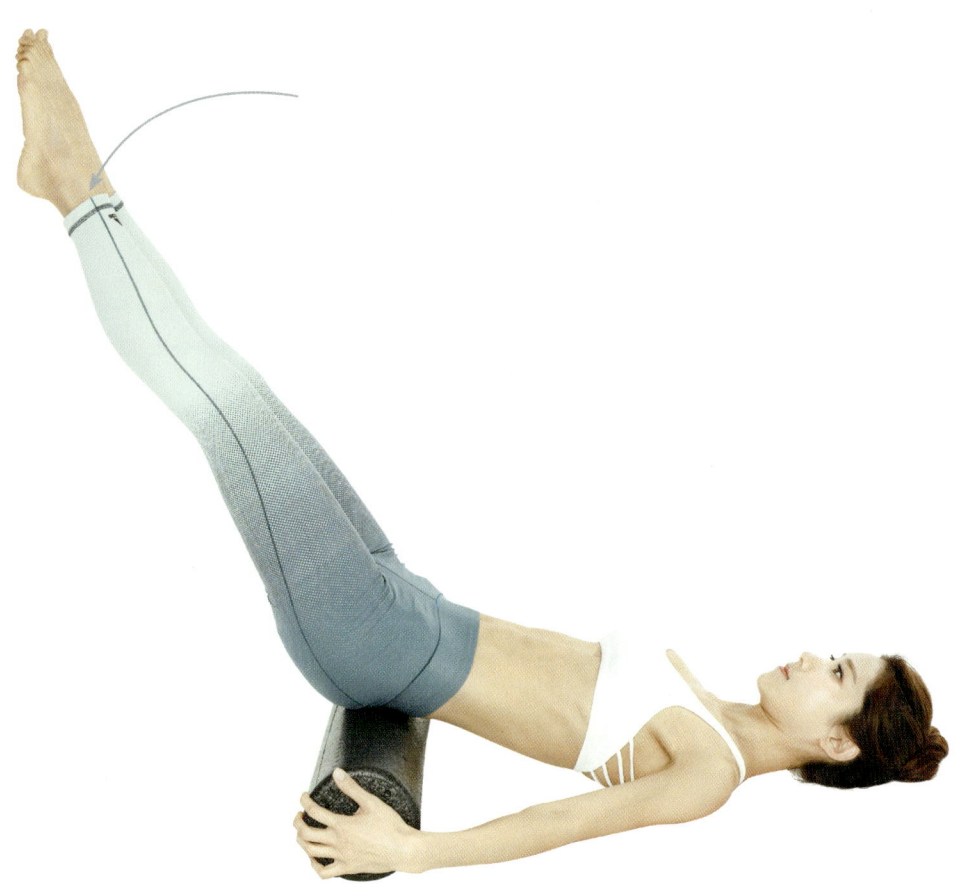

2 숨을 내쉬며 배를 쏘옥 집어넣으며 두 다리를 천천히 바닥 쪽으로 내린다.
이때 절대 허리가 꺾이지 않게 조심하며, 복부 힘으로 버틸 수 있을 만큼만
다리를 내린다. 숨을 마시며 돌아오고 숨을 내쉬며 다리를 다시 내린다.

복부

로워 & 리프트
LOWER & LIFT / 상급자

5회 반복

START »

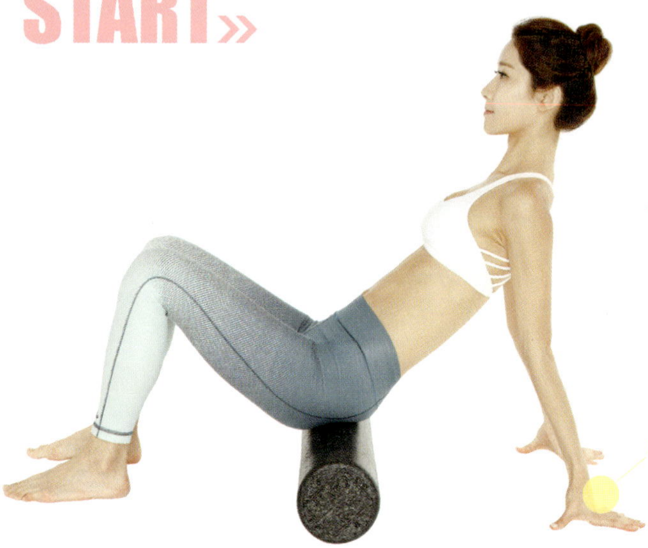

1 폼롤러의 가운데에 무릎을 세워서 앉아, 양손은 뒤를 짚어준다.

● 손에 힘이 너무 실리지 않게 복부에 힘을 준다.

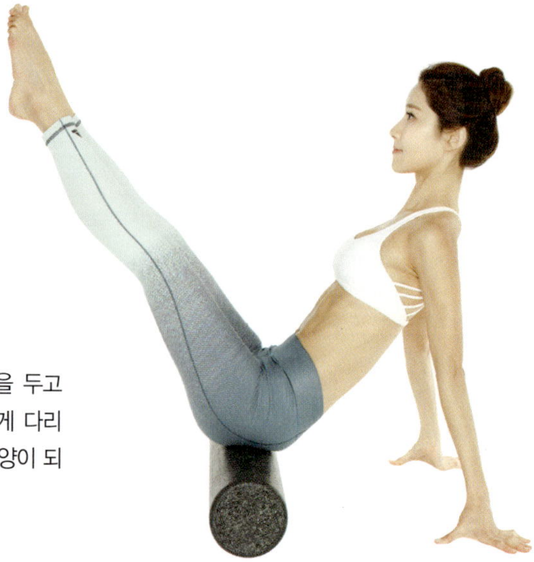

2 엉덩이 가운데에 무게중심을 두고 허리가 너무 구부러지지 않게 다리를 펴서 몸 전체가 V라인 모양이 되게 한다.

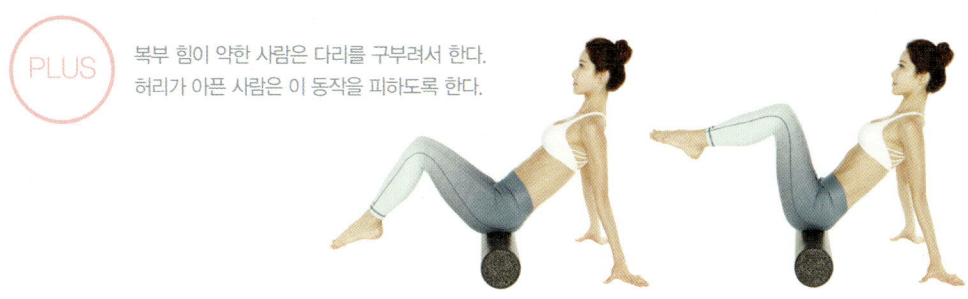

PLUS 복부 힘이 약한 사람은 다리를 구부려서 한다.
허리가 아픈 사람은 이 동작을 피하도록 한다.

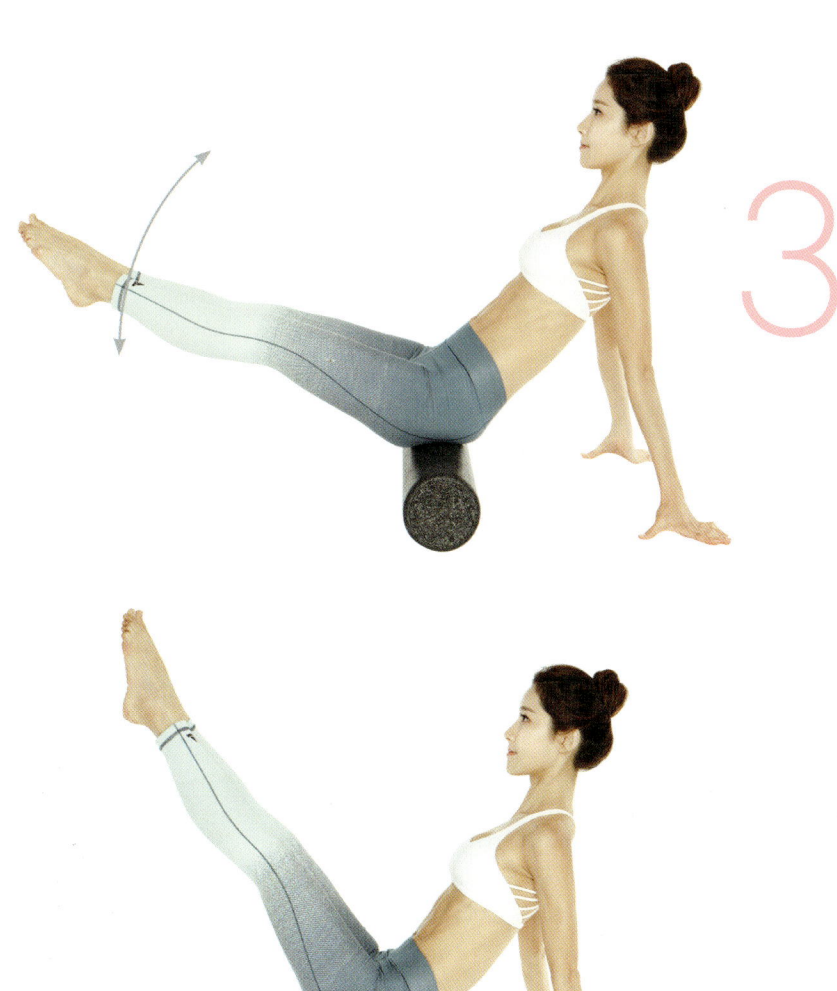

3 숨을 들이마시면서 두 다리를 살짝 내렸다가 숨을 내쉬면서 복부 힘으로 다시 다리를 위로 들어올린다.

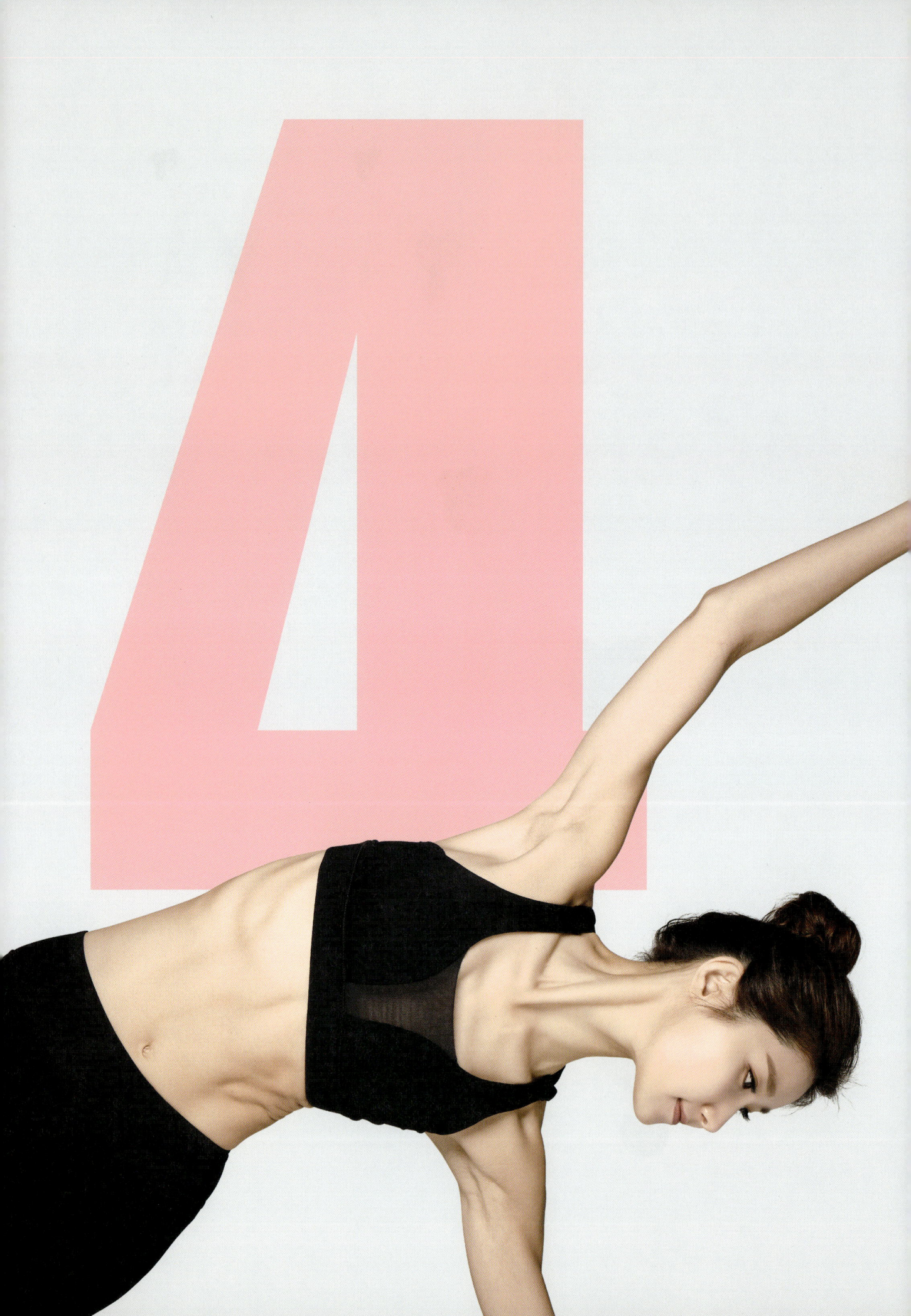

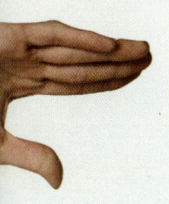

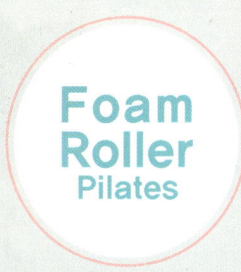

예쁜 상체 만들기

상체

가슴 앞쪽 스트레칭

5회 반복

START »

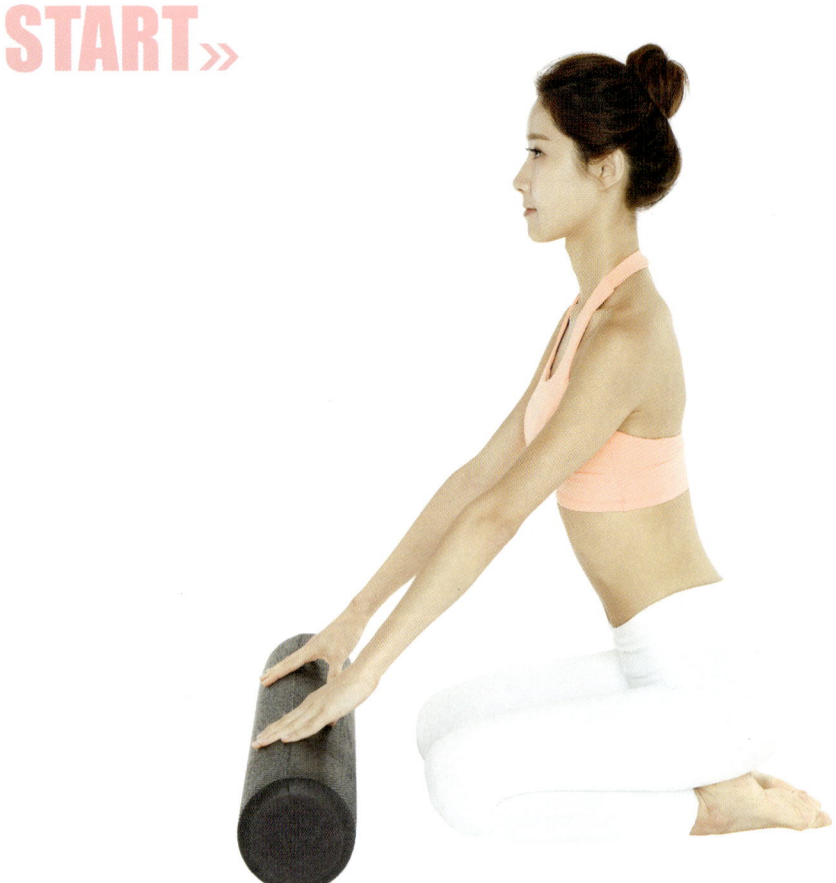

1

엉덩이를 발뒤꿈치에 대고 무릎을 꿇고 앉은 상태에서 폼롤러를 몸 앞쪽에 두고 손바닥을 얹는다.

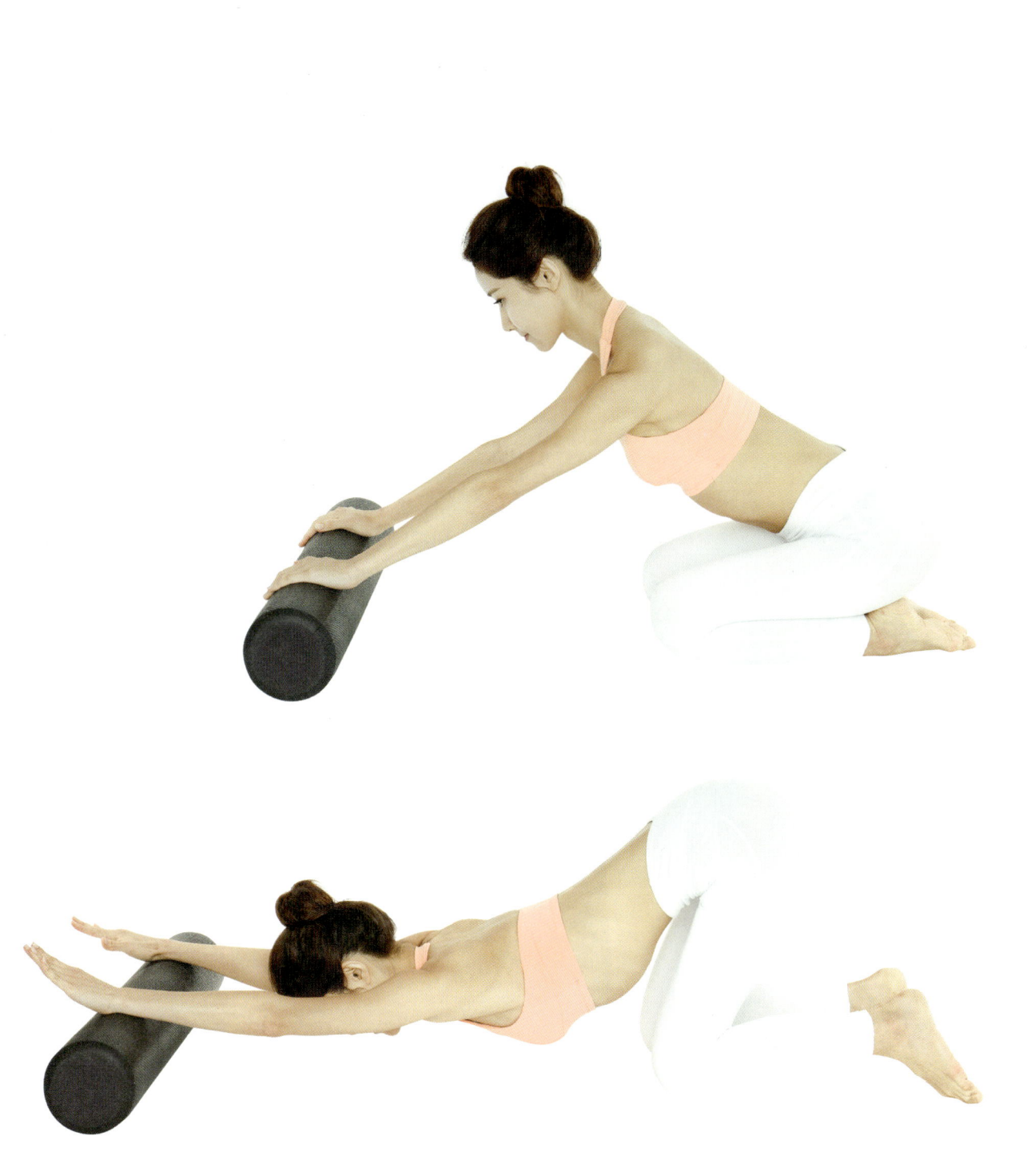

2 천천히 숨을 내쉬며 폼롤러를 앞으로 굴리면서 엉덩이를 들고 가슴은 바닥 쪽으로 눌러준다. 이때 무릎이 약한 사람은 매트를 두껍게 깔아야 한다.

상체

가슴 & 어깨 스트레칭

5회 반복

START »

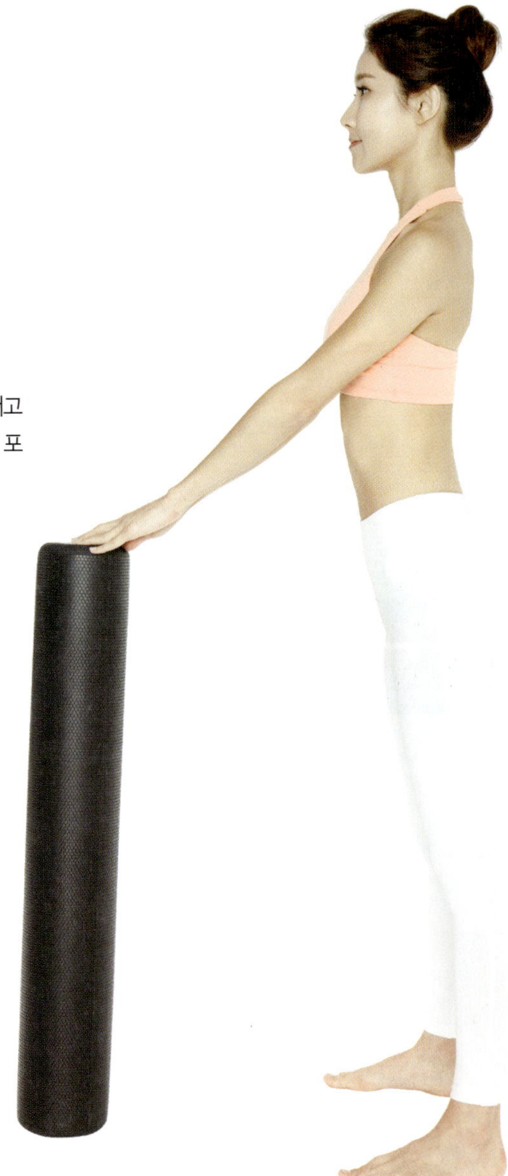

1 다리는 어깨너비 정도로 벌려 서고 폼롤러를 세로로 세워 손바닥을 포개어 놓는다.

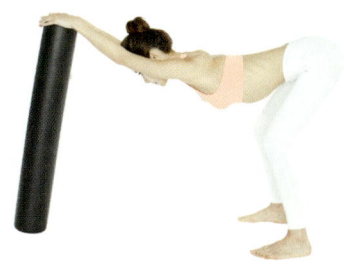

PLUS 등이 구부러지는 사람은 무릎을 살짝 굽혀서 동작을 실시한다.

 숨을 내쉬며 날개뼈 뒤쪽을 살짝 누르듯이 가슴을 바닥 쪽으로 꾹 누른다.

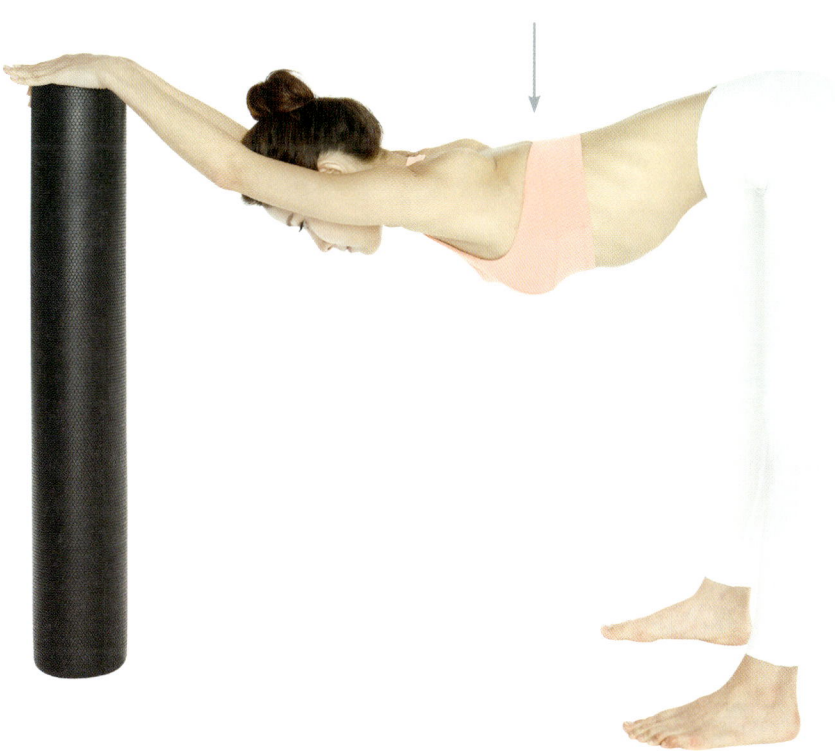

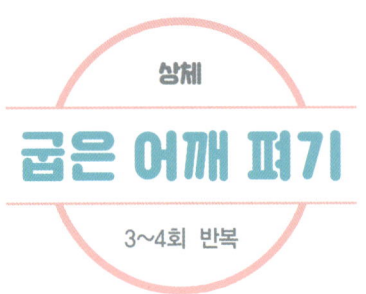

상체
굽은 어깨 펴기
3~4회 반복

START »

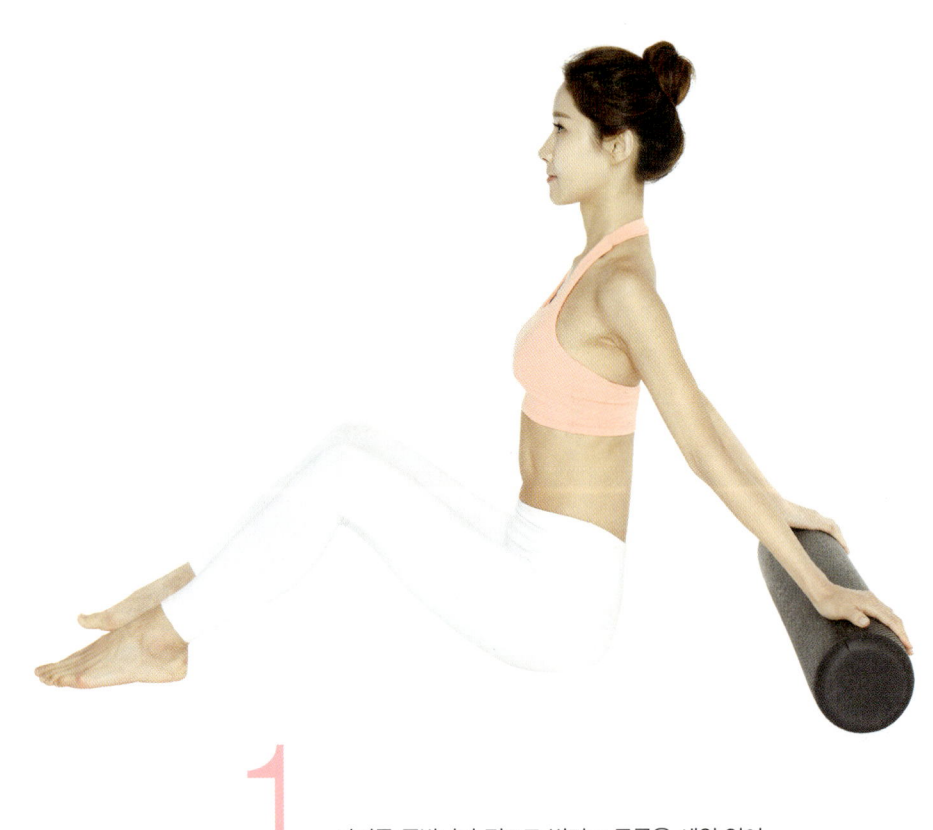

1 다리를 골반너비 정도로 벌리고 무릎을 세워 앉아 팔을 뒤로 뻗어 폼롤러를 잡는다.

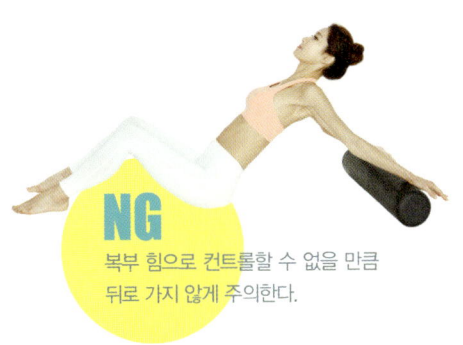

NG 복부 힘으로 컨트롤할 수 없을 만큼 뒤로 가지 않게 주의한다.

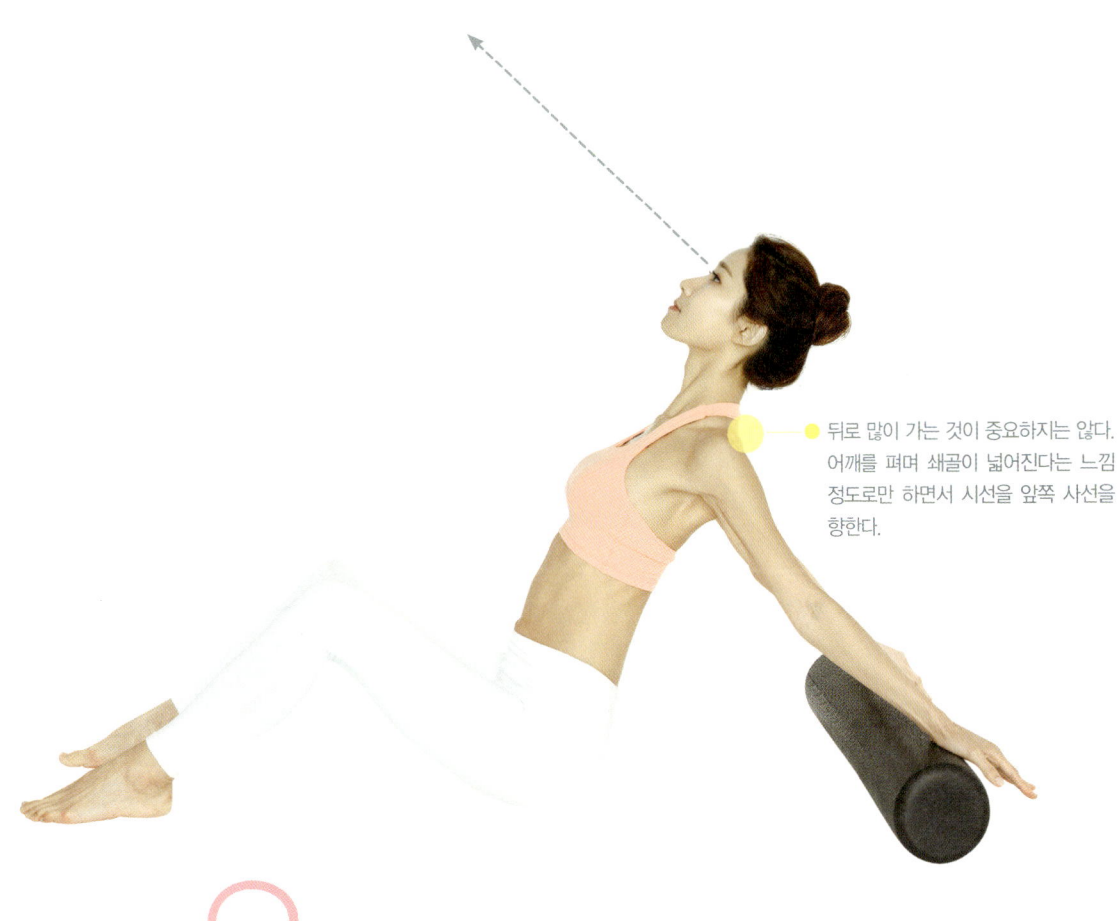

뒤로 많이 가는 것이 중요하지는 않다. 어깨를 펴며 쇄골이 넓어진다는 느낌 정도로만 하면서 시선을 앞쪽 사선을 향한다.

2

숨을 내쉬면서 어깨를 뒤로 보내고 천천히 폼롤러를 뒤로 굴린다. 이때 날개뼈가 살짝 만난다는 느낌으로 가슴을 열어준다.

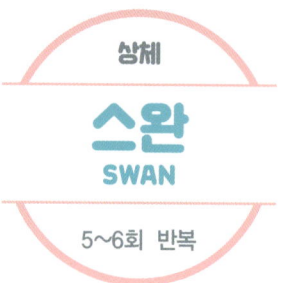

상체

스완
SWAN

5~6회 반복

START »

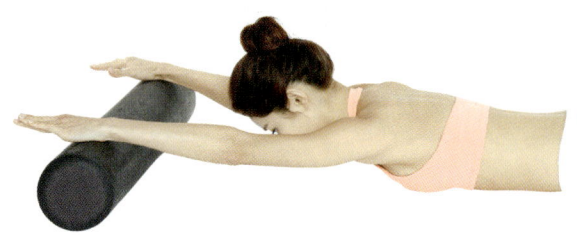

1 발을 매트너비 정도로 벌려 엎드린 상태에서 양팔은 어깨너비보다 넓게 벌려 쭉 뻗은 다음 손목 부분을 폼롤러 위에 올려둔다. 이때 엉덩이와 복부는 계속 힘을 주어서 복부가 바닥에 철썩 내려앉지 않게 한다.

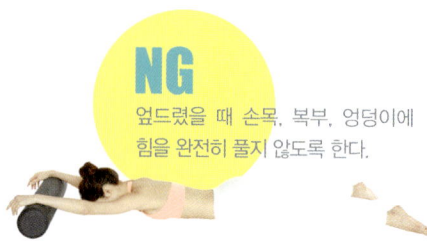

NG 엎드렸을 때 손목, 복부, 엉덩이에 힘을 완전히 풀지 않도록 한다.

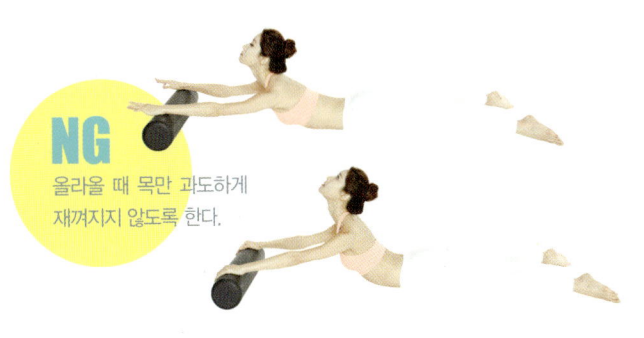

NG 올라올 때 목만 과도하게 젖혀지지 않도록 한다.

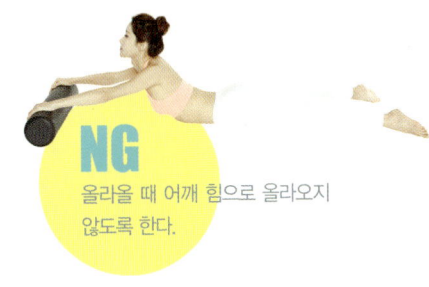

NG 올라올 때 어깨 힘으로 올라오지 않도록 한다.

날개뼈 밑쪽이 살짝 쪼인다는 느낌으로 올라오되, 손바닥으로 폼롤러를 누르며 쇄골을 더 위로 들도록 한다. 절대 허리가 꺾이지 않게 조심한다.

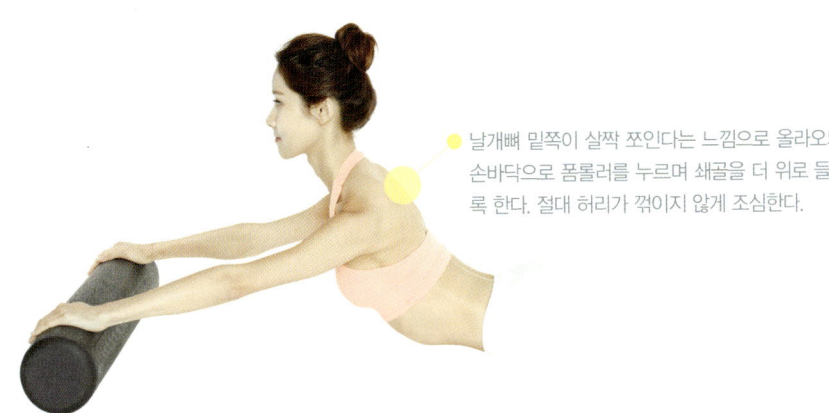

2 숨을 내쉬며 폼롤러를 몸 쪽으로 끌어오면서 머리-가슴 순으로 상체를 천천히 들어올린다.

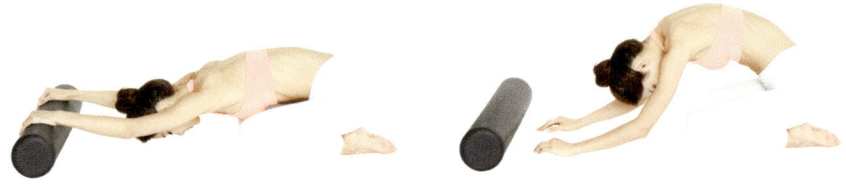

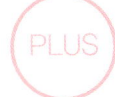

PLUS 스완 5~6회 반복 후 필라테스 쉘 스트레치(Shell Stretch)로 마무리한다. 엉덩이를 발뒤꿈치에 대고 엎드린 자세에서 호흡을 5번 정도하면서 등을 크게 부풀려 등에 긴장을 풀어준다. 마지막 숨에 꼬리뼈부터 말아서 머리가 마지막에 올라오도록 천천히 상체를 세워준다.

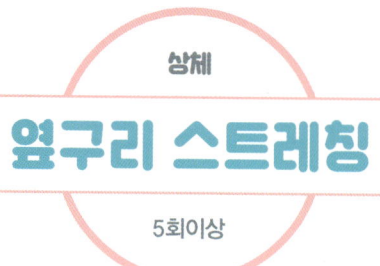

상체
옆구리 스트레칭
5회이상

START »

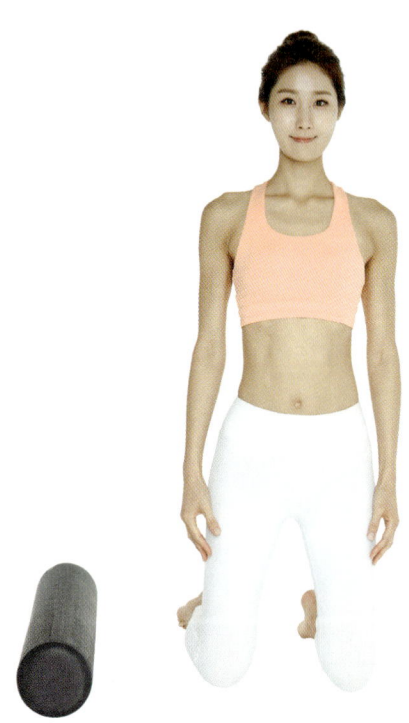

1 무릎은 어깨너비 정도로 벌려 상체를 세워서 앉는다. 이때 폼롤러는 10cm 정도 떨어진 곳에 준비한다.

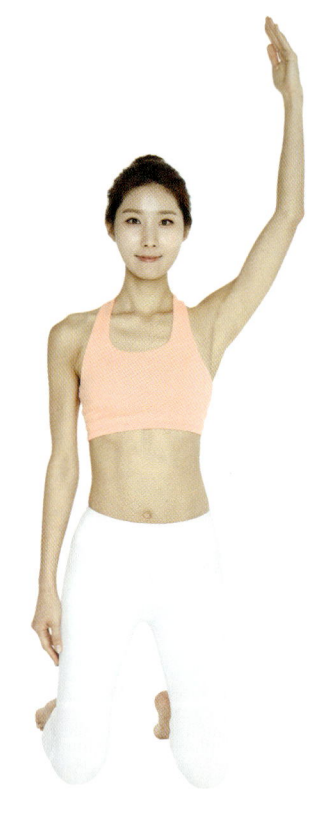

2 숨을 들이마시면서 폼롤러 반대쪽에 있는 팔을 천장 쪽으로 올려준다.

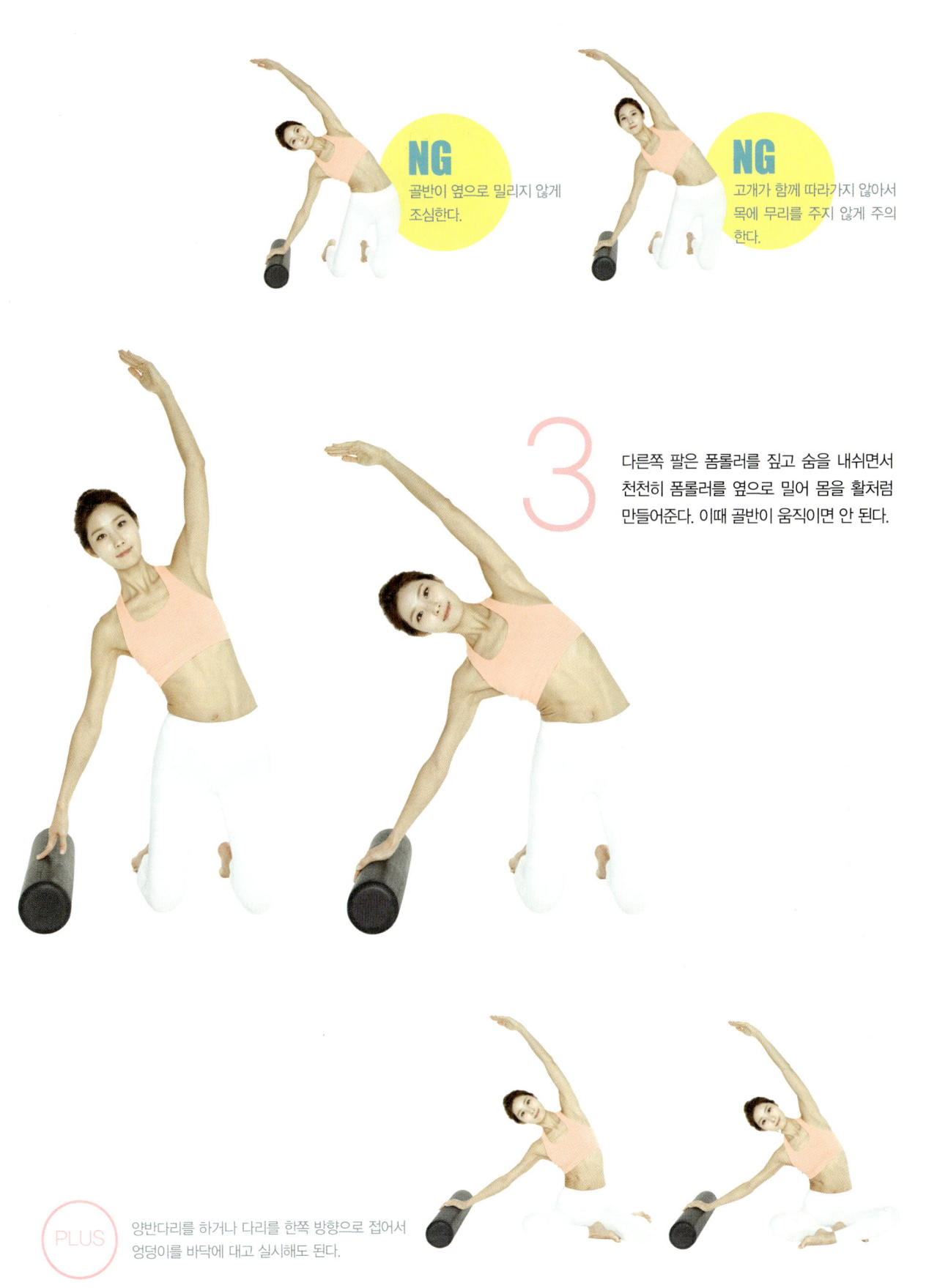

NG 골반이 옆으로 밀리지 않게 조심한다.

NG 고개가 함께 따라가지 않아서 목에 무리를 주지 않게 주의한다.

3 다른쪽 팔은 폼롤러를 짚고 숨을 내쉬면서 천천히 폼롤러를 옆으로 밀어 몸을 활처럼 만들어준다. 이때 골반이 움직이면 안 된다.

PLUS 양반다리를 하거나 다리를 한쪽 방향으로 접어서 엉덩이를 바닥에 대고 실시해도 된다.

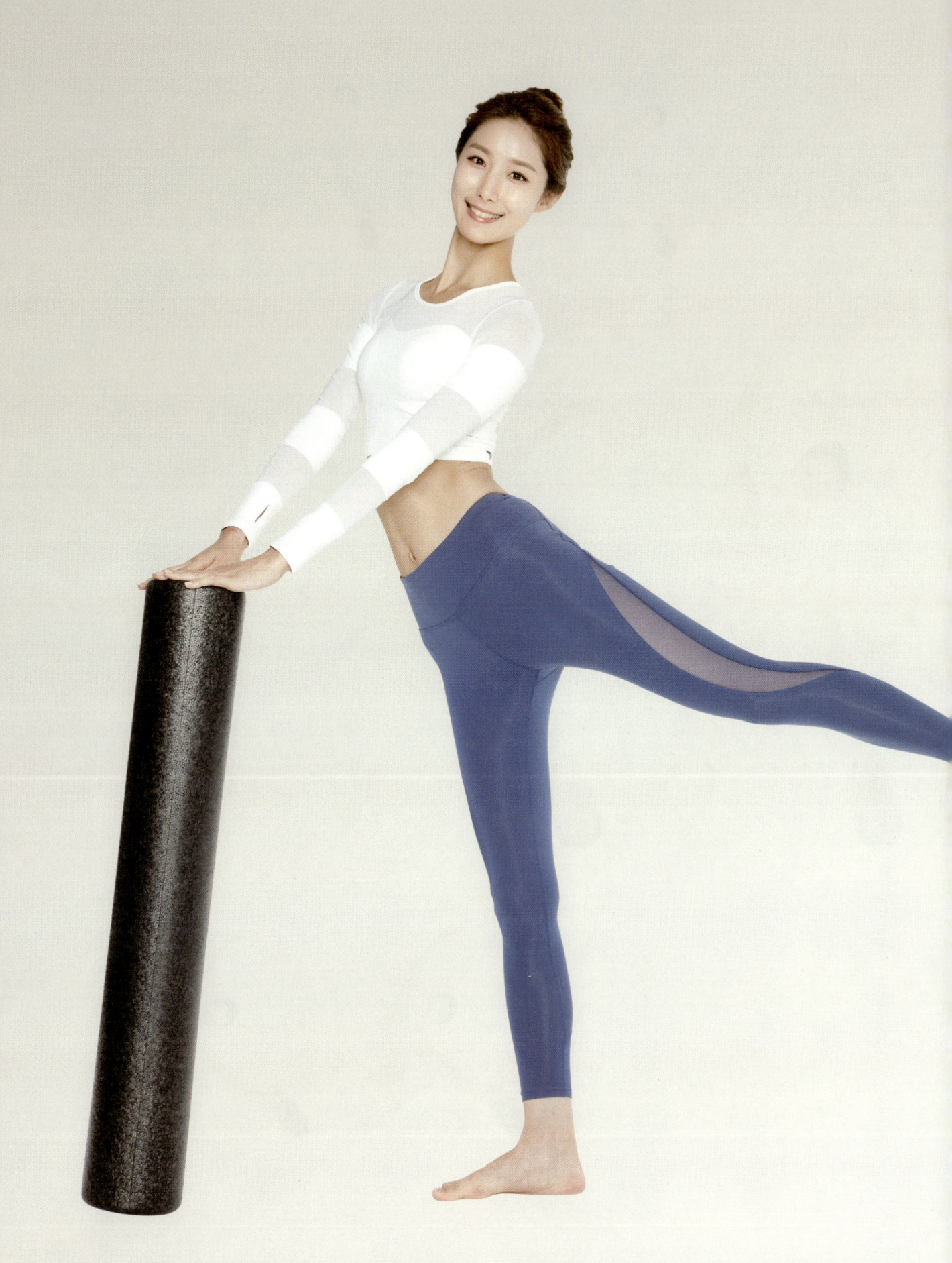

EPILOGUE

"필라테스는 어렵다?"

많은 사람들이 '필라테스'라고 하면 아직도 생소하고, 여자들만 하는 운동이고, 비싸서 하기 힘들다고 생각합니다. (저도 예전에 그렇게 생각했고요.) 하지만 허리디스크가 생기고 필라테스 공부를 하면서 느낀 건, '필라테스만큼 재미있고, 부작용이 없는 운동도 없겠구나~'였어요. 코어가 강해지면서 허리는 자연스레 좋아졌고, 오다리와 하체부종도 함께 좋아지더라고요. 체형이 변하니 살이 잘 찌지 않는 체질로 변했는데, 바로 제가 필라테스의 가장 큰 수혜자인 셈이죠.

이렇게 좋은 필라테스를 많은 사람들한테 꼭 알려주고 싶었고, 필라테스에 대한 오해와 편견들이 바뀌기를 바라는 마음에서 인스타그램에 "오늘밤은이거하고자요"로 폼롤러 동작을 매일매일 한 가지씩 올렸어요. 이렇게 올리다 보니 이러한 동작들을 한 눈에 볼 수 있도록 한 권의 책으로 잘 정리하면 참 좋겠다는 생각으로 책을 쓰기 시작했어요.

오늘밤에도 운동하고 싶은, 혹은 운동을 하고 싶지만 무엇을 해야 할지 모르는 많은 분들에게 이 책이 꼭 도움이 되길 바랍니다.

폼롤러와 필라테스에 대한 저의 열정과 노하우를 출판하게 도와주신 양춘미 팀장님과 청림Life 출판사에게 깊은 감사를 드립니다. 또한 새벽 메이크업 부탁에도 늘 기쁜 마음으로 맞아주시는 김영란 원장님과 멋진 사진 찍어주신 이문창 포토그래퍼, 의상 협찬해주신 뮬라웨어 전영민 팀장님에게도 감사 인사를 전합니다. 사실 이 책을 준비하는 기간 내내 저의 첫 번째 필라테스 스튜디오 '이솝필라테스' 오픈 준비와 겹쳐 정신없는 하루하루였지만 늘 뒤에서 응원해주시는 부모님과 시부모님, 그리고 사랑하는 남편 전무원이 있어 해낼 수 있었습니다. 감사합니다.

마지막으로 인스타그램 #오늘밤은이거하고자요 #은형홈트 로 저와 함께 운동하며 몸이 많이 좋아졌고, 늘 잘 보고 있다고 응원댓글 달아주시는 모든 인스타그램 친구분들에게 감사 인사를 전합니다.

이 모든 것을 인도하신 하나님께 영광을 돌립니다.

_오늘밤 폼롤러와 함께 마지막 원고를 마치며, 이은형 씀

폼롤러 홈 필라테스

1판 1쇄 발행 2017년 8월 25일
1판 9쇄 발행 2025년 5월 7일

지은이 이은형
펴낸이 고병욱

펴낸곳 청림출판(주)
등록 제2023-000081호

본사 04799 서울시 성동구 아차산로17길 49 1010호 청림출판(주)
제2사옥 10881 경기도 파주시 회동길 173 청림아트스페이스
전화 02-546-4341 **팩스** 02-546-8053

홈페이지 www.chungrim.com **이메일** life@chungrim.com
인스타그램 @ch_daily_mom **블로그** blog.naver.com/chungrimlife
페이스북 www.facebook.com/chungrimlife

헤어메이크업 김영란(잇츠메이크업)
사진 이문창(엘서터스튜디오)

ⓒ이은형, 2017

ISBN 978-89-97195-92-3 13690

※ 이 책은 저작권법에 따라 보호를 받는 저작물이므로 무단 전재와 무단 복제를 금합니다.
※ 책값은 뒤표지에 있습니다. 잘못된 책은 구입하신 서점에서 바꾸어 드립니다.
※ 청림Life는 청림출판(주)의 논픽션·실용도서 전문 브랜드입니다.